做自己的
心理医生

鲁芳◎著

台海出版社

图书在版编目（CIP）数据

做自己的心理医生 / 鲁芳著 . -- 北京：台海出版社，2023.12

ISBN 978-7-5168-3732-0

Ⅰ．①做… Ⅱ．①鲁… Ⅲ．①心理保健－通俗读物 Ⅳ．① R161.1-49

中国国家版本馆 CIP 数据核字（2023）第 208520 号

做自己的心理医生

著　　者：鲁　芳

出 版 人：蔡　旭　　　　　　　　　　封面设计：天下书装
责任编辑：魏　敏

出版发行：台海出版社
地　　址：北京市东城区景山东街 20 号　　邮政编码：100009
电　　话：010-64041652（发行，邮购）
传　　真：010-84045799（总编室）
网　　址：www.taimeng.org.cn/thcbs/default.htm
E-mail：thcbs@126.com

经　　销：全国各地新华书店
印　　刷：三河市祥达印刷包装有限公司
本书如有破损、缺页、装订错误，请与本社联系调换

开　　本：710毫米 × 1000毫米　1/16
字　　数：170千字　　　　　　印　　张：13
版　　次：2023 年 12 月第 1 版　印　　次：2024 年 1 月第 1 次印刷
书　　号：ISBN 978-7-5168-3732-0

定　　价：59.80 元

一个人的生理健康和心理健康是紧密相连的。医学证明，人类有76%的疾病都源自心理，良好的心理状况胜过一切保健措施，掌握了维持心理平衡与健康的方法，也就等于掌管了身体健康的金钥匙。

近年来，由于心理问题越来越普遍，人们也越来越重视心理健康，并开始积极寻求心理医生的帮助。心理医生在欧美等西方国家是一种备受尊重的职业，很多人都有自己专属的心理医生。在当今生活和工作节奏空前加快的时代，谁的心理没有或多或少的问题？只是有的人比较轻，有的人比较严重罢了。

但再轻的心理问题，如果不加以重视，就会越来越严重。日常生活中，也许并不是每一个人都有条件拥有自己的心理医生，即便是心理医生，他也不见得完全了解你的全部。而我们自己才是最了解自己的人，那何不尝试着做自己的心理医生呢？

阅读本书的每一个人都有一定的潜能成为自己的心理医生，一是因为我们不会比职业的心理医生智商低，二是因为我们拥有强大的个体修复能力，有些心理问题最终还是要依靠我们的自我修复能力，才能收到预期的效果。

本书分为七章：

第一章以若干个问题引领读者走入神秘的心理世界；

第二章针对人们感到最困扰的情绪问题，拒绝情绪化，拒绝语言暴力；

第三章涉及生活中最常见的病态心理，如果它们出现在你身上，那就尝试着按书中的方法自我调适吧；

第四章"解剖"两个最凶狠的心灵杀手——抑郁与强迫，它们潜伏在生活的角落里，随时可能向我们发动攻击，所以要防患于未然；

第五章涵盖了现代人常见的六种人格障碍，重塑自我，浴火重生，你将在人生的战场上一往无前；

第六章关注的是我们身边的特殊人群和他们的心理困扰，你是否是其中的一员呢？或许也能从中得到启发；

第七章寄托着美好的嘱咐和诚恳的建议，美丽人生就像一杯醇香的美酒，需要我们自己来酿造，让我们一起努力吧！

目录
CONTENTS

提问环节——让我们走进未知的心理世界

随着社会的发展、人们工作和生活节奏的加快，各种各样的心理问题开始陆续出现，心理学成为人们了解自己内心的途径。你知道心理学研究的究竟是什么吗？为什么很多人越长大就越不容易快乐？为什么说病由心生不是传言？性格内向难道就应该自卑吗？压力到底是怎么一回事？

▶ 心理学究竟是什么

现实生活中，我们总是对心理学和心理学家充满这样那样的猜测，有的人即便好奇，也不敢轻易接触，总认为和心理沾上边的都不是什么好事，甚至还有人很极端地看不起心理有问题的人，对心理学和心理学家也非常排斥。可见，人们对心理学还是存有一定的误解。

第一，是不是心理学家都知道人们在想什么呢？人们似乎习惯将心理学家和算命先生画等号，认为两者都是在研究人的心理活动，能够一眼看穿人的内心，透视一切正常人所看不到的东西。实际上，这样的认识是错误的。

心理学研究的内容远比算命要宽泛，比如人的感觉、知觉、思维、记忆、情绪、性格等，当然也包括特定情况下的内心状况。而心理学家所研究的就是这些心理活动的规律及其相互之间的联系，包括它们是如何产生和发展的，会受到哪些因素的影响，等等。心理学家根据人们外在的情绪表现以及测试结果来推断其心理特征。至于人们心里究竟在想什么，心理学家也没有办法完全猜测得到。

第二，心理学的地位是得到科学界肯定的。科学一直都是人们心目中尊崇的对象，因为它有十分严密的逻辑推理，还有严格的实验操作；但人的心理却是一种看不见摸不着的东西，况且人心总是变幻莫测的，研究人的心理根本没有一个可靠的定律。此外，很多人对心理咨询存在一定的偏见，认为那些所谓的心理咨询简直令人失望。

其实，这些都是因为人们对心理咨询抱有瞬间治愈的过高期望，没有充分认识和正确了解，当结果与现实出现偏差时，自然会感到失望。实际上，心理咨询师帮助咨客解决心理问题，是一个漫长且需要互动的过程，它并不是一条立竿见影的心理治愈途径；况且，心理咨询如果想达到一个比较好的效果，还需要咨客的积极配合。

国际心理科学联合会于1982年正式成为国际科学协会联合会的成员，这也肯定了心理学在科学界的学术地位。此外，在心理学中，很多研究领域里所运用的研究方法一向都是与自然科学的研究方法相近的，比如实验心理学、生理心理学以及心理物理学。如今，从心理学中的实验控制、统计学分析，到提出结论，各个领域都已经采取了十分严格的科学设计，并且有一套统一的科学标准。因而，心理学的研究并不是不可靠的，而是被证明了的真正的科学。

第三，关于心理咨询和心理学的关系。说到心理咨询，一般指的是采用心理学的方法，对心理适应方面有问题或者需要解决某些心理问题的咨询者提供心理援助的一个过程。前来寻求帮助的人称为求助者、咨客或来访者，而提供援助、具备专业心理知识的一方称为咨询师。来访者在心理方面出现不适或有心理障碍，那么他们就可以通过语言或文字等沟通媒介向咨询师诉说、询问，并在咨询师提供的帮助和支持下，通过商讨找出引起心理问题的根源，找到症结所在，以便掌握克服和摆脱障碍的条件和方法，帮助来访者恢复身心健康，提高应对外界环境的适应能力。

心理咨询作为一个新兴行业，在一些发展迅速、工作和生活节奏比较快的大城市中比较受欢迎。心理咨询在这些城市也如雨后春笋般不断涌现，各种各样的心理门诊、咨询中心、咨询热线等纷纷出现在众人的视线内；心理咨询师资格考试制度应运而生，使得心理学在社会上的影响力不断提高。由此，在很多人看来，心理学就是心理咨询。

实际上，心理咨询确实是心理学的一门实际应用学科，也是被更多人所熟知的心理学门类之一，但这并不意味着心理咨询就是心理学。可以说，心理咨询是心理学的一个分支。而心理咨询也是心理学研究的一个目的，即帮助更多人更好地认识和适应生活中的种种困扰，尤其在面对心理问题茫然无措时，心理咨询不失为一条比较有效的解决途径。

第四，关于心理学研究或心理咨询的对象。通常在大多数人的眼里，前去看心理医生的人都是心理有问题的人，甚至十分极端地认为这些人都是内心不正常的病人或变态者。或许正因为如此，很多内心不适、出现心理障碍的人都羞于接受心理咨询。但这在国外却是一件十分普遍的事情。据说，当一个人在生活或工作上出现了问题，心情烦闷的时候，就会跑到自己的心理医生的办公室宣泄一番，之后心情就会好很多，而他们也并不认为这是一件不光彩的事。或许这与心理问题普遍程度有一定的关系。

因而，我们应该摆正心态，心理学研究或心理咨询的对象基本上都是正常人，而他们也并不仅限于一个人，还可以是一对夫妻、一个家庭，甚至是一个群体。这些对象一般都是在心理上出现了一些轻微的不适，或者是比较严重的心理障碍。倘若是患有精神疾病的人，就不在心理咨询的服务范畴之内了，通常都要交由临床心理学家或精神疾病的相关专家进行诊治。

第五，心理学家也是普通的正常人，他们既没有特异功能，也不会为人催眠。心理学一向被人们认为是一种十分神秘而玄幻的东西，而那些研究心理学的人也就被认为是神秘的了。可事实上并非如此，他们也是十分正常且普通的人类，只不过他们在心理学这个领域的知识要比我们多得多，就好比科学家在科学领域的研究一样。

关于催眠，首先发源于 18 世纪的麦斯麦术（认为人的身上可以散发出"磁流"，使他人进入昏睡状态）。而到了 19 世纪，英国著名医生布雷德通过研究得出结论，他认为催眠术就是让患者凝视着一件发光物体，长时间的凝视引导其进入睡眠状态；并认为麦斯麦术引起的昏睡状态属于神经性睡眠，所以称为"催眠术"，而有关催眠术的内在机制至今依旧是一个谜。

人们总是认为一些悬而未解的现象带有某种神秘感，因此往往对它们充满向往和浓厚的兴趣。著名心理学家弗洛伊德就很擅长催眠术，而他所代表的群体就是心理学家，因而，那些对心理学家还不太了解的人就把催眠术和心理学家联系在了一起，认为心理学家总是会催眠。事实上，这样的理解是不正确的。心理学家可能会催眠术，但这并不代表所有的心理学家都擅长。

总之，关于心理学和心理学家，不应该被人们视为神圣甚至是不真实的领域。随着现代生活节奏的加快，很多大城市纷纷出现了许多心理咨询机构，就是专门针对那些因为生活和工作压力过大而出现心理不适或心理障碍的人提供服务。但许多人还是因为种种客观条件的限制，对心理咨询格外排斥。

鉴于这种情况，我们不妨尝试着自己做自己的心理医生。俗话说得好，这个世界上再也没有谁能够像自己这么了解自己了。所以，你可以不必再被心理问题困扰，做自己的心理医生，随时点醒和开导自己。有时候一个长久以来搅得你心烦意乱的心结，往往只需要一句话就能解开，而你自己也完全具备这个能力。

▶ 你是否越长大越不快乐

你为什么会快乐？

越来越多的人在感慨和追忆，感叹小时候的美好时光一去不复返，那时候的简单透明在成年人的世界里逐渐消失不见。虽然小时候渴望得到的东西，比如成年人的帅气的西装、优雅的高跟鞋、自由自在不受管束的生活等，在长大之后我们也都渐渐得到了，但事实上，有几个人是如同小时候般真正快乐的呢？大多数人还不是又回过头去怀念那纯真的童年，还会有人感慨：要是永远生活在小时候该多好！

心理学家认为，得到必定会有失去。比如你得到了儿时渴望的成人生活，那得到所要付出的代价就是不再拥有儿时的纯真；再如你得到了真正的自由，父母再也管不了你了，但所要付出的代价就是你失去了童年时期特有的懵懂的欢乐，随之而来的还有无边无际的孤独。好像很多事情儿时都不懂，但那时快乐，而长大后你真正看清楚了，就不再有真正的快乐，似乎这就是得到与失去之间的辩证关系。

那为什么现在的你感到孤单和不快乐呢？有的人回答说，我对我目前从事的工作总是提不起兴趣，觉得没意思，对未来的生活也充满迷茫。只要一想到将来会面对的种种，尤其是一定要用功利的姿态去应对很多工作上的事情时，我就觉得自己活得很累，还不如一个孩子活得快乐。事实上，这也是很多人的心声。为什么不快乐？其实在回答这个问题之前，我们应该纠正一下问法：为什么我们会快乐？而不是我们为什么不快乐。

曾有心理学家对该问题进行了一系列的研究。我们知道，人的大脑的体积和结构自人类进化以来便发生了巨大的变化，结构的变化导致体积增加，其中就多了一个叫作额叶的部分，这是大脑中最高级的部位。而在额叶里最为重要的一个部位就是脑前额叶外皮，具有"创造模拟经验"的功能，即人类可以通过它在大脑中对一些未曾真实体验过的经历进行某种模拟体验，这与情景性记忆、工作性记忆以及自我抑制能力相关。

近年来，心理学家们对人类决策行为的研究也表明，大多数人的决策都与脑前额叶外皮有关，即对未来事件及情感的预估。心理学家指出，这里的情感便是广义上的幸福感，人们对经验的模拟，在某种程度上就是对幸福感的预测。人们在做每一项决策之前，几乎都要建立在对事件情感结果的内隐性或者外显性预测的基础之上；而之所以会做某种决策，是因为相信这项决策会比其他的决策带来更大和更强烈的幸福感。

但是实际上，即便人们能够通过预测幸福感确定哪件事会使自己获得快乐或痛苦，可对于这种快乐或痛苦的持续时间和幸福感的强烈程度却不能准确预估。心理学家分析，这里一般会出现两种情况：其一是高估了快乐或痛苦的持续时间和强烈程度；其二便是低估。高估的情况比较普遍，被心理学家称为"影响偏差"。

曾有数据显示，在一起交通事故中得以幸存的人，即便截瘫，也会在事故之后的几个星期内恢复心理创伤；那些失去了亲人、爱人的人在此后的一年之内情感水平就恢复了正常。也有相关实验表明，那些在事故中截肢的幸存者在一年之后的幸福感强烈程度和中彩票者在一年之后的幸福感强烈程度，几乎完全是一致的。这些调查数据似乎和我们平时的所见所闻不符合，甚至完全相悖，但它们又是确切存在的。

因而，心理学家认为，无论人们遭遇了多大的困境和挫折，一段时间以后（也许是几个星期，也许是几个月，甚至是一年、两年），这件事就不再会对人们有什么影响了。而我们大多数人正是因为高估了这种影响力，所以才会出现心理困境，就像自己给自己背上了一个巨大的包袱。如此一来，再坚强的人也有精疲力竭的一天。换句话说，很多事情对你的影响力其实并没有那么大，更没有你想象的那么严重，而是你自己给自己施加的压力过大才导致了现在的不堪局面。

在幸福感的预测过程中，影响偏差导致我们过分高估事件的情感影响力，进而无法自拔，陷入心理怪圈走不出来。而如果我们意识到这种偏差的存在，是不是就会好点呢？答案是肯定的，这也是为什么很多人会选择在悲痛的时候让自己忙碌的原因。人的身体和思维一旦忙碌起来，就不会再去胡思乱想，那些悲伤的记忆就会暂时被搁置，我们只要告诉自己，现在不要去想了，先做点别的事情！等忙完这段时间之后你再去回想，也许会比当时好得多。所以，别再高估某件事情对你的影响力了，否则在你的痛苦中有一大半都是你自己给自己的，何必呢？

是什么阻碍了我们的快乐？

如果细心观察，我们会发现，那些表面上看起来很快乐的人，其实也未必就真的快乐，谁的生活尽是一帆风顺的呢？他们也有不快乐的时候。但也有很多人不管何时，都是一副郁郁寡欢的模样，人们一看到他们，就会马上联想到各种各样的遭遇在他们身上上演，但其实他们也未必就真的如此不快乐。

而心理学家对快乐一分为二，即发自内心的、天然的快乐和自我创造的人工快乐。如果一个孩子在周末的早晨，被父母逗得"咯咯"直笑，清脆的笑声几乎可以穿越厚实的水泥墙壁，让大人们羡慕不已，这样的快乐就是天然的，发自孩子的内心并且真真实实；如果一个上班族在繁忙的工作之余，情绪跌落谷底，为了不让自己久久沉沦在低谷，他也许会去寻找各种方法安慰自己，直到成功达到心理调节的目的，这便是通过自我创造而获得的人工快乐。当然，这并不是说在成年人的世界里就一定不存在天然的快乐，只是这种发自内心的天然快乐已经没有孩子那么多、那么纯粹罢了。

心理学家建议，当天然的快乐难以企及时，人工快乐是帮助人们保持快乐的最好方式。说得简单点就是，当你希望得到快乐而不可得时，不如自己制造出来。譬如，当某男向某女告白失败后，他就很难快乐起来，此时为了不让自己持续悲伤，他可以这样安慰自己：我这么专情的一个人，你不喜欢我是你的巨大损失。当然，当他告白成功时，他就能获得天然的快乐。

表面上看起来，人工快乐远远比不上天然的快乐美好，可实际上，人工快乐相较于天然的快乐，要更加长久和实际。但问题又来了，既然如此，那为什么现代人还是难以快乐呢？难道说现代的人们连给自己制造人工快乐的能力都丧失了？

研究发现，一个人如果能够及时地给自己制造快乐，那他就不会不快乐；但假如他已经没有了这种能力，长此以往，这个人就成了一个患有"快乐遗失症"的人。那究竟是什么阻碍了快乐的生成？

在经济学中有一个术语叫"沉没成本"，指的就是由过去的某项已经发生了的决策，导致现在或者是将来的任何决策都无法改变的成本。在商业决策中，沉没成本是影响决策的一大关键要素，指那些已经付出的、不可收回的成本。而在心理学中，沉没成本则意指那些耗费的精力、时间、金钱等，都已经是无法挽回的成本了。此时很多人就会想：既然已经这样了，那就继续下去吧，或者事已至此，就不再徒劳挣扎了吧。

沉没成本效应揭示了人们内心普遍存在的一种自我申辩，不愿承认自己先前的决策失误，希望总是可以与之前的选择保持一致，也是一种避免浪费的心理。心理学家指出，沉没成本效应虽然让人们在一件事情上失去了再选择的机会，但却能够收到自创快乐的效果。

研究人员曾在美国的一所高校内开设了一门摄影课程，在结课时要求学生自拍两张照片，然后将其中自己比较满意的一张上交。该实验分成两组，研究人员对第一组学生说："想好了再上交啊，因为交上来后我就会立即转寄给××美术馆，你们就没有更改的机会了。"而对另外一组学生说："大家慢慢挑，选不好也没关系，交上来后还有三天的时间让你们更改。"

结果，实验证明，前一批大学生在压力的作用下迅速做出了选择。在一段时间之后，他们还是会怡然自得地认为自己交上去的那张是最好的；而后一批大学生则在反反复复的选择和更改中纠结、烦闷，部分人还出现了失眠现象，到最后他们还是认为留在手上的那张才是最好的，因而后悔不已。

这项实验证明了，当选择越多时，人们就越是难以获得快乐，最后甚至会连人工快乐一并失去。也就是说，当自由越多，决策也就有了随时都可更改的条件，正是这种可更改的决策权阻断了人们自制快乐的能力。

如果站在一个孩子的角度来说，向父母索要一双好看的名牌跑鞋而不得，得不到也没办法，尽管已经渴望很久，尽管也和父母闹过很多次别扭，但如果真的得不到的话，孩子们也不会怎么样，他们依旧还是有自己的快乐和乐趣，甚至还会憧憬着将来长大，挣好多钱，把所有想要的东西都买下来。

但是长大后就不一样了，小时候想要拥有的名牌跑鞋，长大后即便父母还是没有给他们买，但他们已经拥有了独立的经济能力。可此时摆在他们面前的已经不只是一双名牌跑鞋，还有太多的诱惑，也有太多他们想要得到的东西。

所以，拥有了决策自由权的同时，决策的难度也在不断攀升。从前的那种"车到山前必有路""哪怕剑走偏锋，也要尝试一回"的心理在悄悄消失，失去了对未知的无限渴望和追求无限可能性而产生的强烈刺激感的基础。

如何选择才能拥有幸福感？

假设现在就有两个选择摆在你的面前，一个是年薪超过十万的工作，但你必须去一个完全陌生的城市；另一个是年薪只有六万的工作，但你不必离开现在的城市。在其他条件都相同的情况下，你会怎么选择呢？我想很少有人会立即做出决策，总要经过一番思想挣扎。正所谓有得必有失，天下真的很难有"掉馅饼"之类的事情发生。

在你做决策之前，对前一份工作的幸福感预测可能会集中在年薪这个比较诱人的数字上，而对后一份工作的幸福感预测会集中在你不必离开现在的城市。最终你会选择哪一份工作，就完全取决于你更倾向于超过十万的年薪的幸福感，还是不必离开当前熟悉的城市的幸福感了。

心理学研究指出，现代人之所以越活越不快乐，是因为他们总是觉得自己曾经做出的选择是错的，不够完美的，甚至一度感叹"要是当时我……就好了"或"如果我当时……会不会更好呢"，这样的想法无疑将自己推向了不快乐的境地，同时也阻断了人工快乐的合成。

基于此，心理学家指出，如果人们能够预测到决策将会带来的结果，便会做出正确的决策，而不必再为此感到不幸福和不快乐了。决策过程中容易出现的四大偏差会影响到决策的幸福感；而反过来，如果人们能够成功降低这四大偏差的影响力，那决策的幸福感就会有所提高。

第一，影响我们做决策的是情绪偏差。情绪这个东西总是令人捉摸不透，它可以瞬间产生、瞬间消失，也会酝酿产生而持续很长一段时间。但不管时间长短，它都会影响到决策。比如，我们总是会在饥饿的时候看到什么都觉得好吃，结果在超市里一买就是一大包，可回家之后饥饿感消失了，便会发现很多都是垃圾食品；或者我们在高兴的时候会觉得周围的人都非常友好和善良，但当我们情绪消沉时，似乎周围的每一个人都在和自己作对，越是这样就越是难以高兴起来。心理学家指出，情绪会影响和限制人们的认知状态，使人难以体会做出正确决策之后的感觉，进而导致决策偏差。

避免情绪偏差最好的方法是，把我们在做决策过程中产生的情绪都写在一张纸上，然后再与我们希望决策之后获得的情绪体验做比较，两者的差距如果很大，也就意味着我们的决策是不正确的。这可以帮助我们判断什么样的决策才会真正让我们感到快乐和幸福。

第二，影响偏差的存在使得人们总是过高地预估某些事件对他们的情绪的影响力。曾有实验表明，两个关系不好的人，在绝交几个月后，关系并不会如预期中的糟糕；一样的道理，某项决策在做出之后也不会有如我们预期中的幸福感或不愉快。

要想避免影响偏差，最好是先不要把我们对某件事情的评判焦点过分集中，而是要尽量放宽，不要总是认为我们的不愉快都是因为这件事或这项决策，而是要充分考虑到其他事件的存在。告诉自己，即便是别的选择也同样会带来不同的困扰，进而降低我们的评估值，避免某些比较极端的看法和影响。

第三，记忆力偏差也是影响决策的一大要素。大脑总是会记住人们经历过的事情，并将这些经验作为某项决定的试金石，比如，当一个人有过交通事故的经历后，他会在某次汽车爆胎时想到极端悲惨的境遇，而其他的人就不会这样极端。此时，越是担心会出现严重事故的人就越是忐忑不安，往往影响他做出正确的决策。

避免记忆力偏差的办法一般是，多回忆一些相关经历，而并不仅仅是那些极端悲惨的记忆，当你觉得事情不会每次都那么糟糕时，情况就会好很多；同时，也要尽量清醒地面对你当前的记忆，如果都是消极的，不妨找些比较积极的回忆来进行综合。

第四，决策中的信念偏差也会影响到最终的决策幸福感。生活阅历逐渐丰富是一件好事，不少人会在潜意识里凭借那些阅历给自己建立一种情景模式，即什么样的场景会令自己变得开心，什么样的场景会让自己烦闷，等等。但实际上，当一个不怎么愉快的经历紧随在一个十分愉快的经历之后时，那个不怎么愉快的经历就会被划入令自己烦闷的板块之中；或者一个不怎么愉快的经历紧随在一个十分不好的经历之后，那么，那个不怎么愉快的经历便会被划进令自己开心的板块之中了。这就会导致后续决策出现一系列失误。

此外，当一个人面对多种选择时，决策的幸福感也会降低。就好比有两个女孩，一个爱打扮，衣柜里总是有穿不完的漂亮衣服，但是她每天出门前都要思前想后，犹豫一个多钟头，因为衣服太多，她不知道该穿哪一件；而另外一个女孩也爱打扮，但是她的衣柜里只有七套衣服，因为选择不多，所以她也就不用每天出门前为穿什么衣服而烦恼。这其实就是我们在前面提到的阻断人工快乐的一大元凶。

要想避免信念偏差，增强决策的幸福感，不妨问问自己："让我真正快乐的是什么？"分清楚哪些是真快乐，哪些是假快乐，不要随意给自己建立错误的"情景模式"。此外，减少可供对比的对象，当你明知如此会平添烦恼，还要故意为之，那就是自寻烦恼。

有研究指出，当人们对某种经历体验得太多，满足度就会达到饱和。也就是说，某件事情经历的次数过多，能够带给人们的满足感就会大大降低。所以，不妨尝试一下新事物，让自己时刻处在对未来未知的状态，神秘感会增强满足感，也会提升幸福感。

▶ 你是否受孩子们欢迎

肖岚是一位年轻潮妈，她的儿子才 9 个月大，有时候她会带着儿子到公园里遛弯，大家见到肖岚可爱的儿子都会忍不住上前逗逗他。大家原本是好意，但更多的时候都事与愿违，宝宝不但不领情，还哇哇大哭起来，闹得很多人尴尬不已。如果不是肖岚亲眼所见，她肯定会觉得是哪个讨厌的家伙故意弄哭了宝宝。

后来，肖岚在一本杂志上看到了这样一篇文章，她这才知道原来 9 个月大的孩子也是有自己的社交偏好的，他表达喜欢是用傻傻的可人的笑脸，而表达不喜欢则是用哇哇大哭；而他判断自己喜欢还是不喜欢的标准竟然与成年人一样，即对方是不是和自己很相像。

心理学中有一个"相似原理"，即人们总是对和自己比较相似的人有更多的好感，而对与自己差别太大的人则有明显的排斥感。比如，相同星座的两个人会显得特别亲近，有相同行为习惯的两个人也会比其他人更为理解彼此。实验证明，这样的社交偏好在婴儿的世界里同样存在，但不同的是，成年人不会将这种不喜欢很明显地表现出来，而婴儿就不管那么多，反正不喜欢就是要立即表现出来，而且还要表现得淋漓尽致。

加拿大不列颠哥伦比亚大学心理学院教授基莉·哈姆林曾和她的同事们进行了两项实验研究。首先，他们找来分别为 9 个月和 14 个月大的婴儿，让他们自行选择喜欢的食物，其中可供选择的有全麦饼干和青豆。紧接着，他们让婴儿们观看一场设计好的木偶剧。在这个木偶剧里，有一个木偶很喜欢全麦饼干，另外一个木偶则非常喜欢青豆；然后，婴儿们还看到，那个与自己有相同的食物偏好的木偶的球掉在了地上，此时另外一群木偶出现了，其中有部分木偶很友善地将球捡起来并交还给失去球的木偶，而另外一部分木偶则是把球捡起来，然后偷走了。

最后，基莉·哈姆林和她的合作者们让婴儿们像选择自己爱吃的食物一样，去选择自己更喜欢木偶剧里的哪个角色，即扮演归还球的友善的木偶，还是偷走球的坏蛋木偶。实验的结果证明，几乎所有的婴儿都选择了归还球的木偶角色，也有极少一部分婴儿选择的是偷走球的坏蛋木偶。

也就是说，婴儿们显然已经把木偶剧里和自己有相同食物偏好的木偶当成了自己，并更加喜欢那个帮助了和自己相似的木偶的角色。简单地说就是，婴儿们更喜欢那些对与自己相似的友善的人。

同时，实验的结果更深层次地证明了，不同年龄段的婴儿们都讨厌抢走和自己相似的木偶的球的角色，要更甚于那些抢走和自己不相似的木偶的球的角色；而他们喜欢那些偷走了和自己不相似的木偶的球的角色，要更甚于偷走了与自己相似的木偶的球的角色。即婴儿们都比较喜欢那些伤害了和自己不相似的木偶的角色。

为了验证这一实验结果，基莉·哈姆林和她的合作者们又进行了第二项实验。在第二项实验中，他们故意设计了一个中立的木偶角色，它没有表现出自己的食物偏好，更没有在剧中表现出任何友善和恶劣的行为。

这项实验的结果表明，和中立的木偶角色相比，14 个月大的婴儿更喜欢那些伤害了和自己不相似的木偶的角色，而更不喜欢帮助过不像自己的木偶的角色。也就是说，当那些与自己不相似的木偶需要帮助时，14 个月大的婴儿会站在不帮助的角度上，对给予它们帮助的角色表现出厌恶，对伤害它们的角色表现出好感。

可见，成年人的社交习惯在婴儿身上就有了十分形象的体现，包括人类社交中的某些阴暗面，即看到自己不喜欢的人受苦受难时，内心会产生一种幸灾乐祸的心理。

研究者认为，婴儿们在他们的社交活动中已经充分体现了社交偏见的存在。因而，当某个婴儿一见你就哇哇大哭时，那就说明，你不是他喜欢的类型。

▶ 你有怎样的故事

每一个生命都有自己存在的价值，我们能够在一朵花中看透整个世界，在一个人的故事中也能体味出人情百态。

近些年来，不断有人诉说自己的悲惨境遇，向相识的每一个人讲述自己的故事，表达着他们自己究竟是一个什么样的人，仿佛整个世界上再也没有比自己更悲惨、更悲伤的人了。其实，每个人都有故事，而这故事究竟有多悲伤，也只有他们自己才知道；诉说的人不知道对方是否为知己，更不知道对方也有故事，只不过选择了一个诉说的对象罢了。

心理学家指出，其实每个人都生活在自己的故事里，当经历越多，故事也就越多。当人们将这些故事每天不止一遍地在脑海中回放时，就形成了强化效果，进而引导人们通过这些故事去理解这个世界，去决定如何行动。

那么，这些故事是如何对一个人的世界观、价值观等产生影响的呢？美国哥伦比亚大学著名心理学家卡罗尔·德韦克做了这样一项实验。他从纽约市区的某个小学中抽取了一群五年级的小学生，分成两组并让他们做一些智力题目。孩子们做完之后，卡罗尔·德韦克和他的合作伙伴们都会给出赞扬，但表达赞扬的词语并不一样，他们对第一组的小学生说："啊，你一定非常聪明！"对第二组的小学生说："啊，你一定非常努力！"

接着，实验进入下一轮。卡罗尔·德韦克和他的合作伙伴告诉孩子们，他们可以选择一套更难的智力题，但他们可以从中学到更多有用的东西，或者是选择一套比较简单的题目。第一组被赞扬"非常聪明"的孩子大部分都选择了简单点的题目；而第二组被赞扬"非常努力"的孩子有 90% 以上都选择了一套更难的题目。

当孩子们第三次做题时，题目是不可以选择的——都是一些超出他们当前知识范围的题目，结果所有的孩子都没有及格。不过，卡罗尔·德韦克和他的合作伙伴们关注的并不是结果，而是孩子做题的过程。他们发现，那些被赞扬"非常聪明"的孩子很早就放弃了；而被赞扬"非常努力"的孩子则付出了更多的努力。

实验最后，孩子们被要求做第四套题，只不过这次是与第一套题难易程度相等的题目了。而结果还是很令人惊讶，被赞扬过"非常聪明"的孩子居然退步了 20%；被赞扬"非常努力"的孩子们则进步了 30%。

实验验证了"你非常聪明"和"你非常努力"这两种不同形式的赞美对人产生的不同影响。德韦克分析认为，聪明是对一个人天生能力的肯定，而努力则是后天可被控制的潜能因素，直接影响到一个人对某件事情的态度，那些被称赞为"努力"的孩子们就意识到了这一点，他们认为自己有能力通过控制自己的努力程度去赢得成功；而那些被称赞为"聪明"的孩子就会把自己的成功归结为既定能力，是上天早已注定好的，因而也就不会再对超出其能力范围的事情绞尽脑汁了。相比于前者，他们在失败面前的心态更为消极。

试想，在我们的生活中，不经意间的一句话会对对方产生多大的影响；反过来，当我们在生活中逐渐积累阅历，阅历就会告诉我们成功是如何获得的，我们自己是怎么样的一个人以及我们所生存的这个世界是怎样的等。而这一切也决定了我们用什么样的眼光和态度来审视自己。与其说每个人都有自己的故事，不如说每个人都有自己审视自己以及世界的方式，只是这方式与个人的经历（故事）息息相关。

心理学中还有一个很有名的实验——习得性无助。美国心理学家西里格曼将一只狗关在笼子里，并用电击棒攻击它，蜂鸣器作为电击开始的标志，此后只要蜂鸣器一响，那只狗就会遭到电击，而它被关在笼子里，根本逃脱不了。

多次实验之后，西里格曼再次拉响蜂鸣器，但是这回在电击之前，他打开了笼门，遭到电击的狗此时不但没有反抗，更没有想要逃脱的意思，反而直接倒在地上，做垂死挣扎状。实验的结论是：一直遭受习惯性电击的狗已经失去了摆脱困境的意识，并甘愿忍受电击。

1975年，西里格曼又针对人做了一次实验。实验的对象是一群大学生，他们被分成三组，第一组大学生听一些噪声，他们不管如何都不能使这种噪声停止；第二组大学生也听一种噪声，但他们可以通过自己的努力使噪声停止；而第三组大学生则不用听任何噪声。

当这三组大学生分别在各自的条件下实验一段时间之后，西里格曼让他们开始下一轮实验：有一个事先准备好的"手指穿梭箱"，当受试者把手放在"穿梭箱"的一侧时，一种很强烈刺耳的噪声就会响起来，如果把手放在"穿梭箱"的另外一侧，噪声便会立即停止。

在这一轮实验中，第二组和第三组大学生找到了使噪声停止的方法，而在第一轮实验中无论如何都不能使噪声停下来的第一组大学生没有做任何停止噪声的尝试。也就是说，人们在最初阶段的某个情境中形成了无助感，那么，在之后的类似情境中仍旧无法从中走出来。受最初阶段的无助感的影响，他们会将这种感觉扩展到生活的各个领域中去，并最终导致个体的压力，甚至对生活失去希望。如同那只习惯了接受电击的狗，原本有机会逃离，却绝望地等待痛苦降临。

实际上，当我们各自活在自己的世界和故事中的时候，那些故事里的种种悲喜已经教会了我们如何忍受痛苦，如何取得成功，我们对自己、对生活、对世界等的种种看法均来自过往的经历。久而久之，我们也会产生一种叫作"习得性无助"的心理感受，即便有一天环境改变了，这种心理感受依旧不会改变。

说得具体点就是，我们在成年后因为种种现实的不快经历，让我们逐渐产生了一种"不幸福"的心理感受，尤其是和小时候的那种纯真无瑕比起来，简直是天壤之别。由此我们也就渐渐变得不再快乐，并怀念小时候的美好；再者，当我们以一种"不幸福"的心态去生活，以一种充满敌意的眼光去看待世界，以一种强烈的被害心态去提防和挑战他人时，生活肯定不会幸福，世界肯定不会友善，他人也肯定反过来提防和挑战我们。最后，我们只会在这种境遇中重复这种恶性循环。

小时候固然美好，那是因为那时候我们对很多事情都还不太了解，很多事情并不需要我们亲历而为，自然不会体验到其中的心理感受。可以说是那时候的美好心态决定了当时的美好生活。心理学家指出，其实我们每个人的心中都有一些长期存在的、随时可供读取的观点、信仰以及对世界的认知，在短时间内可以通过一些技巧有所改变，但这种方式并不能持久，因为我们的思维模式是很难改变的。但同时，心理学家也发现，信念是这个世界上最具有威力的东西，你愿意相信什么，你最终就能够成为什么或拥有什么。

有研究表明，一个人的感受正是他所相信的。即一个人对现实产生什么样的感知，基本上取决于这个人所持有的信念。这种信念不一定非是真的，除非它是既定的事实。但它在实质上会主宰一个人的态度，进而影响个体感受以及接下来可能会产生的行为反应。

之前就有实验证明，许多情绪反应和习惯性行为在某些特定的情况下会一触即发。这是在人的早期阶段家人、同龄人、师长或周围其他人施加的影响，这些人所持有的态度或基本的核心信念等都会或多或少地被当作"既定的事实"去接受，久而久之便会演变为一种真理，扎根人的心中。

只是在最初，孩童在接受这些类似于"指令"的认知时，尚未有真实的实践经验和亲身体验。等到渐渐长大，这种最初的"指令"就会逐渐成形，在潜意识里成为信念、行为、态度的根源，在成年后的生活中时不时地跳出来发挥作用。即便它们似乎不能直接起作用，但却在思想里限制着我们对整个事件和世界的看法和想象，甚至阻断获取幸福感的渠道。

如果说情绪是一种状态，那么，情绪的个人化体验便是人的内心感受；而决定这种感受的关键因素正是我们自己所持有的信念。孩子大脑中的潜意识是逐渐发展起来的，并有可能在某个阶段重新建立。即便成年后，这种潜意识也是有机会改变的。

因而心理学家建议，可以尝试着用与潜意识对话的方式去改变我们的思想，这种方法适用于处在 20 ~ 70 岁之间的任意年龄段的人。比如，首先你要描述一下现在的你，你对这样的一个自己感到满意吗？或者你会觉得生活不够圆满，你依旧经常感到空洞和失落等，那么，这些令你感到遗憾的都是些什么东西？

我们可以像挖掘一件宝物一样，不断地从自身挖掘，直到找到灵魂深处的那个最真实的你——结合生活中的你，确切地表述你的个性特征、极具差别性的个人化特征等。在你生活中的各个方面，这些特征的表现是不是都是趋于一致的？还有，在某个特定的人生阶段，你是不是还会表现出其他的鲜明特质？

然后，继续与之对话，询问对于生活中的一些比较自我的表现，是否被忽略过，被遗忘过，甚至没有去关注过？或者，在你走过的人生路上，是否已经遗失了很多最原始的东西？

回首人生之路，有哪些场合你还没有去过？有什么机会你没有把握住？有哪些挑战是你一直都回避而不敢尝试的？

面对什么样的挫折，会使你觉得精力匮乏或者能力有限？

在你的某些长项中，哪些是曾经一度被你否决的？

在人生的某些重大事件面前，是什么在阻止你做你原本就想要去做的事情？或者是什么阻碍了表现最真实的你？

……

我们相信"人之初，性本善"，也深信最初的自我是无比纯洁和幸福的。因而，当你一层层地同你的潜意识对话得到的答案拼合起来时，也许那个曾经被丢下的孩子就会回来了。只要我们足够了解自己，并从真实的自我中找到信念，它就会逐渐帮助我们改变看待世界的眼光、为人处世的态度等，进而扭转"不幸福"的思想。要知道，每个人都一样，都要经过小时候，然后长大，但长大并不意味着幸福感的流失，重要的是我们如何去看待和用怎样的心态去面对成年后必须要面对的事情。

▶ 病真的是由"心"而生吗

最近几年，一种"病由心生"的说法甚为普遍，很多爱好养生的人一谈到疾病，首先都会说到这个词。虽然大家已经开始接受这种观点，但依旧不明白其中的缘由。

有这样一个例子：澳大利亚 24 岁的青年大卫·沃德接受了心脏移植手术，手术成功后他也逐渐康复起来。可奇怪的是，他以前是一个不爱吃油腻、油炸等高热量垃圾食品的人，而手术之后，他开始有了想要吃那些食物的强烈欲望，比如汉堡、油炸土豆等。专家认为，这是因为他移植了一位爱吃油炸食品的人的心脏。

科学已经证明，70% 的心脏移植患者在进行过手术之后个性特征发生转变，并开始表现出捐赠者的特质。这是因为人的心脏具备记忆功能，并且是除了人脑之外的另一个具备贮备记忆和个人特征功能的人体器官。

科学家还发现，在日益激烈的社会竞争中，人们的生活、工作节奏在不断加快，压力随之越来越大，心也就随着大脑一起进行了一场场思维活动。因而，很多时候，人们觉得大脑疲劳、身体疲劳的同时，其实感到累的应该还有心。

美国心理咨询专家约翰·辛德勒经过实验研究认为，人类 76% 以上的疾病由不良情绪引起。情绪和身体之间存在最为直接的关联——愤怒的情绪会直接导致人的血压急剧上升，而血压上升的最直接、最恶劣的后果就是血管破裂，轻则中风，重则死亡。心脑血管破裂、堵塞就有可能诱发猝死或者心肌梗死，导致死亡。

为了证明"病由心生"的真实性，我们有必要对生活中比较常见的现象做一些了解。

第一，如果单就我们生活中比较常见的轻微现象来说的话，身体某个部位的肌肉出现酸疼，这其实正是情绪造成的，因为不良的情绪往往会通过骨骼肌和体内器官的肌肉紧张收缩表现出来，不良情绪持续的时间越长，就意味着肌肉紧张持续的时间越长，有时候甚至还会出现不间断的机械性重复。久而久之，就会导致相关部位的肌肉出现疼痛。

第二，不良情绪还会引起皮肤病。研究发现，不良情绪会促使皮下血管出现持续性挤压，进而引起皮炎。当血管紧缩，部分血清便会由血管的薄壁挤压出去，在皮肤组织上形成聚集。刚开始时，皮肤表层会有紧绷感，进而出现红色斑点，当血清达到足够数量后，情绪性皮炎就出现了，并且这种病可以出现在人体的任意部位。

约翰·辛德勒曾有一位年过七旬的老年病人。据了解，在他 68 岁之前并未有过任何皮肤病，但在 67 岁时，他的妻子过世，68 岁的他另娶了一位与自己同龄的妻子。在两人度蜜月的时候，他首次患上了皮炎。皮炎在蜜月结束后越发严重了。于是，他找到约翰·辛德勒医师寻求帮助，并最终住院接受治疗。住院期间，病情得以好转，可他出院回家后，病情再次发作。

有一次，他因为公务出差去一个小镇，在那里他的皮炎在没有接受任何药物治疗的情况下痊愈了，可是，回到家后不久再次发作，最后不得不再次住院。接下来，他又去了另外一个更遥远的小镇出差，相同的情况再次出现，皮炎在不到一周的时间内就痊愈了。一个偶然的机会，他的妻子不得不离开家去照顾一个生病的亲戚，他回到家后，再次发作的皮炎在妻子离开家的那段时间居然又痊愈了。至此，他的皮炎病因似乎才真正清晰。

约翰·辛德勒问他："在你与你的第二位妻子一起度蜜月的时候，你觉得她怎么样？"他想也没想就回答说："她简直让我无法忍受，性情专横跋扈。"他的回答正印证了约翰·辛德勒医师的猜想。后来，他的妻子得知了事情的原因，震惊之余表示自己会改变。事实证明，这位女士的改变很明显，而她丈夫的皮炎症状也一点点地好起来。

第三，为什么很多人在心情不好的时候就很难进食？还是因为情绪。有研究发现，多数患有胃病的人，其实都不是胃部本身的问题，大都是因为不良情绪而引起的胃部肌肉疼痛。相信我们很多人都会在心情大好时胃口大开，而在情绪低落时没有食欲，即便勉强进食，也会出现消化问题。

在世界著名的医疗机构梅奥诊所（现称妙佑医疗国际）中，有一位很特殊的病人——诊所的一位医生。他在诊所中与他的病人们打交道时，胃部总是会毫无征兆地疼起来，并且越是繁忙，胃部就越是疼痛。作为一名医生，他深知自己的胃痛是什么原因引起的。后来只要有空，他就会乘坐开往另外一座城市的火车，而且效果很明显，离开诊所所在的罗切斯特市之后，他的胃痛就会奇迹般地消失。对于这种现象，他解释说："因为我知道我已经离开了那座令我讨厌的城市。"

第四，不良情绪不但能够影响到胃部，同样对胃部下面的结肠产生作用。有研究发现，情绪的变化在结肠上的反应是最为明显的，情绪一旦陷入不良状态，结肠就会打结。约翰·辛德勒认为，人的某些情绪每次都会以一种相同的方式在身体上表现出来。譬如，有的人在情绪极度低落时会出现肩膀部位肌肉收缩疼痛，那么，这两者就会形成对应关系，日后一旦情绪陷入低落状态，肩部肌肉就会跟着疼痛起来。同样的道理，结肠部位也是一样，受到不良情绪的影响，结肠部位很可能会出现痉挛，并且这种痉挛也在不知不觉中反映着该种特定的情绪变化。

这里有必要知道的是，假如这种疼痛的部位是在腹部上方右侧结肠的话，那这种结肠痉挛性疼痛就和胆结石的某些症状几乎一致。日常生活中，也有很多人会误以为自己患上了胆结石，实际上，如果胆囊一切正常，就可以断定是情绪引起的。此时，为了缓解或清除疼痛，就要找到引起不良情绪的源头，掐断病源才是康复的根本方法。

此外，情绪性结肠痉挛还会发生在腹部右下方，这时候就是情绪化阑尾炎。我们一直以为阑尾炎是因为阑尾出现了问题，最普遍的诊治方法就是进行手术。可事实上，很多阑尾炎的病源并非阑尾，而是情绪。

当结肠痉挛发生在整段结肠上时，这就预示着情绪已经达到了最坏的程度，缓解和控制病情的根本办法还是应该从情绪上下手。

其实，情绪总是会将身体上的某种疼痛放大至无限。纽约著名主治医师利伯博士认为，有部分人对疼痛的感觉要比其他人更加敏感，这并非因为他们大惊小怪，而是他们确实能够比其他人更加容易感觉到疼痛。比如，按压一个人的茎突（位于耳垂下方颌骨后面），对疼痛敏感的人会大声尖叫，而不敏感的人则没有什么强烈的感觉。对前者来说，假如他们的肠道出现比较正常的蠕动收缩，基本上都被视为一种生理疼痛。

生活中的疼痛其实无处不在，我们每天都要面对很多，但如果我们总是把注意力集中在这些疼痛上面，那么，疼痛势必会越来越严重；越是关注疼痛，疼痛就越会成为我们精神和思维的一部分。疼痛越是厉害，精神也会越紧张，如此循环，直到最后疼痛被放大，甚至真的就病了。这也是为什么心情愉快时，哪怕手上被划出一道大口子都不会觉得怎么样，但心情不好、精神紧张时，就连一块小小的擦伤都会疼痛难忍。

第五，情绪也是糖尿病的主谋之一。研究发现，人如果长期受不良情绪的影响，胰岛素就会分泌不足，当这种情况被固定下来，便会引发糖尿病。当然，一般的不良情绪是起不了什么作用的，只有在该情绪的长时间反复刺激下，才会出现诱发糖尿病的风险。

虽然并非所有人都会因为情绪不好而患上糖尿病，也并非所有的糖尿病患者都是因为情绪的原因，但事实上，糖尿病不是一种单一病因的疾病，而是一种由多种因素综合作用而形成的综合征。除了情绪之外，还有遗传、环境以及自身状况等因素。专家认为，从人体胰岛 B 细胞合成与分泌胰岛素，到经过血液循环抵达体内的各个组织器官的靶细胞，再与特异受体结合，进而引发细胞内部物质代谢的效应，在这整个过程中，任何一个环节出现问题，都有可能引起糖尿病。

比如，爱生气的人就很容易患上糖尿病。原因是人类的肝脏在遭遇外界精神刺激时，就会在疏泄功能方面出现异常。而饮食的消化必须结合脾的运化和肝脏的疏泄共同作用。一般正常的消化会使身体的各个脏腑组织都得到充分的营养，这样才能维持人体正常的生理功能；但假如肝脏在气愤的情绪刺激下出现功能异常，就会影响脾的运化功能，胰岛素不能充分分泌，进而引起糖代谢紊乱，诱发糖尿病。

有研究指出，如果人们每天都保持一份好心情，不因为一点点小事而生气，在血液中便会产生一种有益于健康的化合物。如果一个人既爱生气，又不容易消气，此时严重的话就有生命危险。当然，我们也见过很多爱生气的人同样有着很棒的身体，唯一的解释就是他们会及时、迅速地消气。这样的人生气和消气的过程其实正是排泄不良情绪的过程，他们生气的时间尤其短暂，并且善于自我调节，情绪状态基本上都保持在十分乐观的最佳状态。

病由心生已经不再只是一个成语，它还暗示了一个人的心理状况和身体健康之间的关系。有研究指出，性格暴躁、易怒、爱生气而又不会及时消气的人，多患有高血压、心脏病、糖尿病；性格内向、不善言辞、抑郁的人多半都患有湿疹或癌症等疾病；而性情温和，持有一颗平常心的人就不容易生病。

如果你刚巧是一个脾气暴躁或者心理压抑的人，那就要从今天开始慢慢改变这些性格上的不足，尝试着去做一个平心静气、温和的人。都说"江山易改，禀性难移"，但你可以告诉自己：我并不是要改变性格，那确实很难改变，但我可以改变我自己的心态，心态澄明了，看事情的眼光变了，以前那些能够轻易触动我的愤怒神经的人或事，就不会再点燃我的怒火了；那些曾令我心情烦闷的人或事，也都不再是什么事了。

约翰·辛德勒还指出，拥有健康身心的前提和基础是拥有一颗成熟的心。因为心理的成熟就意味着你不会再轻易地被情绪牵着鼻子走，能够理智、有效地控制自我，也就获得了身心的解放和自由。

▶ 压力来自何处

前段时间看到一则新闻报道，一名男子身穿运动服在某大学内打球，等他下场后，会趁周围人不注意，取走别人放在地上的钱包或手机等物品，后来被民警抓获，并在他的家中找到 49 部款式各异的手机以及几个钱包，而钱包内的现金、银行卡、身份证等物品都原封不动地放着。一般情况下小偷偷完东西肯定会在第一时间找买家，将偷来的东西卖掉，但这个小偷却将它们完好地保存着。问及原因时，他说了一句令民警大跌眼镜的话——我压力太大了！

因为压力大偷东西？这种说法实在令人难以相信。但这个小偷强调，这都是实话。尽管这种说法是真是假难以判断，但专家经研究发现，人在压力大的情况下，确实会做出一些异常行为，尤其是面对诱惑时，往往会不由自主地选择屈从。

有研究显示，即便是一些轻微的压力，人的大脑中负责自我控制的神经回路都会变得非常敏感；一旦这个回路在压力的作用下陷入停顿状态，那么人们的原始冲动将不受控制。在人脑中，在紧贴着前额的背面，有一个被称作前额叶皮层的部位，这是控制力的执行中枢所在的地方，起着抑制冲动的作用。

一般情况下，没有压力时，前额叶皮层将产生一些信号，传输到大脑的深处，比如对日常饮食习惯加以控制的纹状体、对饮食欲望以及性欲加以控制的下丘脑、对情绪加以调节和控制的杏仁核等；并且，前额叶皮层还控制着脑干对压力的反应，比如产生去甲肾上腺素和多巴胺的神经元的活动，适量的去甲肾上腺素和多巴胺结合一些受休，并且多巴胺还会使与前额叶皮层之间的连接得以强化。

而在压力产生的时候，人们最基本的自控能力就会下降，并且此时的情绪也会变得更加负面化。这是因为控制情绪的杏仁核受到压力的作用，产生了过量的去甲肾上腺素和多巴胺，导致前额叶皮层功能失调。

近期，一项新的研究表明，当巨大的或者不可控制的压力降临时，会引发一系列神经化学反应，削弱前额叶皮层的功能，加大进化相对比较缓慢的大脑区域的影响力。最新一项研究发现了压力状态下的人体生理活动状况，即面对压力，人们所产生的反应不但是因为一种原始的神经冲动影响了大脑中的某些部位，而且压力的存在还会影响灵长类动物大脑中最发达的部位，使最高级的大脑功能受到严重削弱。换句话说，就是大脑把思维和情感的控制权转移到了原始部位，进而引发一系列不受现代人理性控制的行为，比如暴饮暴食、酗酒、疯狂购物等，在这种情况下，人们就是失控的。

既然压力会让人的自控力下降，甚至消失，那么，压力又为什么会引起欲望呢？科学家曾经做过这样一个实验，在实验中，科学家要求实验对象想象自己正在面临巨大的压力，比如有烟瘾的人去看牙医，结果抽烟的欲望异常强烈；让喜欢暴饮暴食的人去做一个演讲报告，结果他们对高脂肪、高糖分的食物表现出了强烈的渴望。这就像是一种自卫，当危险来临时，我们会第一时间选择自我保护，而在负面情绪降临时，大脑也会想要保护自己，于是下令让你去做一些可以为自己带来快乐的事情，可以说，这是一种本能。

神经科学家已经证实，压力应当包括愤怒、焦虑、悲伤、自我否定等负面的情绪，促使大脑出现寻求"肯定"的状态，于是随着压力的不断增大，这种寻求"肯定"的渴望就会越来越强烈。比如，一个改邪归正后的扒手在与家人或朋友发生摩擦时，甚至只是回忆起这些，那么，在他的大脑中就开始极度需要这种"肯定"，并确信只有这样才是唯一能够使自己快乐起来的方式。此时大脑还会释放出压力荷尔蒙，大大提高多巴胺神经元的兴奋度，这种兴奋意味着，在他面前所有的诱惑都比平时更加难以抵抗。

也有经济学家对类似现象做了研究，发现那些原本就对自己的经济能力感到担忧的女性，往往会选择通过疯狂购物来排遣内心的焦虑和不安。为什么会是购物？这不是加重了她们的经济负担吗？焦虑情绪最终无法得到彻底缓解。但是大脑认为，这是使她们暂时获得快乐的最佳途径。

当一个正在减肥的人经过长期的努力依旧没有明显效果时，他们会感到挫败和自卑，而这些人往往很难继续坚持，而是再次回到以前的生活状态，用暴饮暴食来抚慰自己的情绪；而一个患有拖延症的人面对远远落后的进度时，会感到极度焦虑不安，这种焦虑的情绪会促使他们继续拖延，而不是奋起直追。在无数个案例中，压力总是会摧毁自控力。

可见，过度的压力确实会严重损害存在于大脑之中的高级执行区域的特有功能。美国心理学家协会调查发现，缓解压力最为常见的方法就是激活大脑的"奖励"系统，由此使大脑感受到被肯定的快乐，比如吃东西、抽烟、购物、打游戏等。

耶鲁大学教授做过一项动物测试，结果表明，在紧张的状态下，前额叶皮层中的神经元信号发生改变，会快速切断前额叶皮层的功能。而与此相反的是，大脑深处的区域会在这个时候发挥更为强大的控制力，多巴胺被传送到大脑深处的一系列结构之中，并调节着人们的日常欲望、情绪以及运动反应等。这会让我们在做某件事情时不至于出现意外，但同时也会让我们对一些喜欢的事物上瘾。

前额叶皮层通过一种锥形细胞组成的庞大的内部网络来发挥其功能，与之距离较远的大脑区域相连接。由压力引起的应激反应会促使前额叶皮层功能减弱，甚至关闭，也就是说，当大量的神经递质或应激激素刺激到神经元时，会促使神经元之间的连接中断，抑制神经元的活性。

我们的大脑高级功能被抑制时，原始的神经回路就会在危险的时候及时站出来制止，或者让危险中的人们快速逃走。这就好比人们在面对迎面飞速而来的轿车时，本能地躲到路边一样。但专家指出，假如人们长期处在这样的状态下，前额叶皮层的功能会逐渐减弱，严重影响人体机能。

现代社会，持续不断的压力给年轻人带来超乎寻常的心理重压，逻辑思维减弱，甚至丧失，当在工作中遇到困难，人际关系处理不好，文稿写不出来，演讲失败，或在规定时间内无法完成工作任务时，情绪上的一系列负面效应就会接踵而至，郁闷、紧张、憋屈、思维停顿、焦虑、抓狂，甚至抱头痛哭、大声尖叫等。

实际上，寻求心灵解脱和追求快乐原本就是一种很正常并且健康的生存机制，可是当得到这种快乐和解脱之后，人们还是会陷入无休止的恶性循环之中。美国心理学家协会在全国范围内做了一项关于压力的实验，结果发现，那些被认为最常用的解压方式恰巧是当事人觉得最没有效果的。那些选择在焦虑时吃东西的人，只有16%的人觉得有效；女性在感到抑郁时吃巧克力，这也是她们用来解压的重要途径，但事实证明，她们在吃完巧克力之后产生的罪恶感更加强烈。

面对这种情况，科学家为了保持神经控制中心的平稳运行设计了一些方案，并提出在大脑从"思考型"向"反射型"退化的思维模式中寻找治疗应激障碍的有效方法。有研究证明，那些服过兵役或接受过急救训练的人，都在一定程度上拥有求生必需的反应，也就是说，这类训练可以让大脑深处的一系列神经结构（也叫作基底神经节）或其他的大脑结构学会求生的自发反应；动物实验还表明，小动物们如果在小时候就能够从容面对一般性压力，那么在今后的成长过程中往往就能处理好各类压力；而在针对人类的研究中，发现孩子如果在压力中不断感到挫败，那么他们在长大之后对压力就会格外的敏感，在负面情绪的干扰下就很难自拔；那些政治家如果在听众面前从容不迫，那么当他们公开做演讲时就会很兴奋，但其他人往往会感到惶恐不安，甚至脑袋一片空白。

科学家们分析出几种治疗手段，比如一种叫哌唑嗪的药物，它本来用于治疗高血压，可以阻止去甲肾上腺素的负面影响，科学家正在对此进行测试，成功后或许能够用来防治嗜酒后的强迫购物症。美国耶鲁大学雪莉·麦基曾做了一项研究，发现胍法辛也可以在一定程度上抵制压力带来的反应。胍法辛是另外一种治疗高血压的药物，它可以使前额叶皮层神经网络的功能加强，帮助那些在压力状态下产生烟瘾的人加强自控力。

面对压力失去自控力的人有很多，也有不少人因为承受不了长期的巨大压力而选择结束生命。曾有专项调查显示，医生的自杀率超出常人 3.4 倍，其中女医生的自杀率高达 5.7 倍；12% 的医生患过抑郁症，在众多护士中，67% 经常感觉心情不好，58% 会有挫败感，49% 有焦虑情绪。

我们如何才能成功控制自己的情绪，不受负面情绪的摆布呢？科学家指出，或许应该了解一下大脑在压力状态下的反应模式，这有助于加强自我控制感。美国心理学家发现，有效的解压方式有很多，比如参加体育锻炼、阅读、娱乐、外出散步、与家人一起聚聚、按摩、冥想、瑜伽、祈祷或参加宗教活动等；而最没有效果并会带来恶性循环的解压方式是抽烟、酗酒、购物、赌博、上网打游戏、暴饮暴食。

专家解释说，有效与无效的解压方式中，最大的区别在于，增加大脑中改善情绪的化学物质，譬如血清素、y-氨基丁酸等，这些都是能够使人感到情绪良好的催产素，并让大脑不再对压力产生反应，减少人体内的压力荷尔蒙；而释放多巴胺常常使人兴奋，给人造成错觉，以为这种兴奋正是人们所追求的快乐。

所以，在面临压力的时候，最好的办法还是提醒自己究竟什么才会让自己长久快乐，而并非短暂的兴奋。

当然，面对压力时，也并非所有人都会被欲望控制，在高速发展的现代社会中，面对工作、生活压力，也有人懂得巧妙地调节自己，并且依旧活得轻松快乐。科学家对这种现象也进行了研究，发现这不仅受性格的影响，且与遗传因素脱不了干系。

研究发现，遗传因素或曾经的巨大压力都会使人变得更加脆弱。正常情况下，当前额叶皮层掌管高级认知功能的神经回路被多巴胺与去甲肾上腺素"关闭"时，人体中的酶会将其分解，并使这种关闭状态不会持续很长时间；但科学家发现一种基因突变会削弱这种酶的分解能力，那么，携带这种突变基因的人便会受到负面情绪的影响，严重时还会罹患心理疾病。此外，类似于铅中毒这种环境因素也会使人变得比平时脆弱。

美国西奈山医学院的约翰·莫里森及其同事们通过实验研究发现，压力会影响前额叶皮层的功能，而一旦压力消失，所有功能还可以恢复正常。但如果压力过大或长期持续，那么前额叶皮层的恢复能力就会下降，直至消失。

也就是说，当前额叶皮层遭受长期巨大的刺激，就会萎缩，人们也就失去了自控能力。研究还发现，性别其实也是一个非常重要的因素，因为它决定着面对压力的应对能力。专家解释，女性在压力面前会表现出比男性更高的敏感性，这很有可能是受到了她们体内的雌激素的影响。

▶ 内向是性格缺陷吗

一直以来，性格内向的人都不大受欢迎，那些不了解内向者的人，总是认为他们不友好，难以接触，不合群，交际能力欠缺，沉默寡言，不适合现代城市生活，更适宜过隐居生活；有些人甚至认为，内向是性格缺陷，内向的人大多都有心理问题，等等。事实上，内向者有着众人所不知道的潜能和优势，那并不是性格缺陷，而是上天赋予的一项特殊才能。他们安静，喜欢沉思，与那些健谈、喜欢大声说话、喜欢热闹的外向者比起来，确实是人群中不容易被注意到的个体。

有研究发现，世界上有57%的人是内向者，此外，也有部分持不同意见的研究，认为世界上的内向者有25%或50%。虽然数据不统一，但至少我们确信，世界上绝不仅仅只有你一个人是内向者；即便内向者并不一定都是具有天赋的人，但至少我们知道，在那些天赋超凡的人中，绝大多数都是内向者。

内向与害羞其实是两回事。害羞的意思是尴尬和不舒适，在有人的场合不适应，而内向就不会有这样的感觉，在人多的地方依旧感觉很舒适，只是他们一般都选择沉默和倾听而已。内向和外向也有区别，内向的人在独自一人时会感觉精力充沛，而在人多时却感到疲惫；而外向的人在人多时反而异常活跃，但在独自一人时会感觉疲惫和无聊。

所以，那些伟大的发明家、著名的艺术家、思想家，包括作家，多数都是内向者，因为他们可以在独处时拥有动力和精力，思维活跃，在自己的思想领域中探索新事物，发现新世界，而不是如外向者般感觉无聊和颓废。当然，很多内向者也从事着那些需要与众多对象打交道的工作，比如传媒工作、汽车销售等，这也证实了内向者的交际能力并非如很多人想象的那么差。

在《内向者优势》一书中，作者马蒂·奥尔森·兰妮博士指出，内向者一般很享受独处的时光，对交情较深的朋友不失关怀，不拒绝参加一些活动，在活动上即便表现活跃，也不失淡定和沉静，三思再言，是一名很不错的倾听者。而他们在回家后会感到筋疲力尽，但不久后又会恢复精力，享受一个人的独处时光。而外向者就比较喜欢在公共场合成为大众关注的焦点，喜欢结识新朋友，善于闲聊，说话做事前基本不会思考。

该书中重点阐述了内向者的某些优势，她认为，内向者独立、自省、责任感强、具有创造力、灵活聪明、做事容易集中精力并愿意刻苦，与内向者交朋友，友谊更深也更持久，与之共事时关系融洽。

可见，内向者拥有外向者无法比拟的优势，内向并不是性格缺陷，他们与外向者的最鲜明的区别就是动力源于自己，而外向者的动力源自外界。如果你是一名内向者，你应该为自己的天赋而感到开心和欣慰，并积极发挥这方面的优势。这样的话，你的朋友不会比外向者少，甚至可以拥有多个知己，这是外向者很难做到的。

如果你是个外向者，那也没关系，因为很多内向者还是很羡慕你的，并且你的潜能也是一座宝库，值得继续开发，而且你会活得很自在、很轻松。试想，如果这个世界上的人都是内向者，那世界也未免太静谧了，而只有外向的你才能起到这种平衡的协调作用。

第二章

情绪自治——做优秀的情绪管理者

情绪是一种很善变的东西，很多人在不知不觉中深受困扰。情绪如果起伏过大，也会引发心理疾病，带来不可估量的身心健康损伤。因此，想要做自己的心理医生首先要成为一位优秀的情绪管理者。愤怒时最好的发泄方式是什么？如何避免生活和工作中的情绪化？当别人对你实施情绪渗透和语言暴力，你该如何避免受其影响？这是本章将要重点讲述的内容，助你成为自己情绪的管理者。

▶ 终结情绪化

你是情绪化的人吗？

情绪化其实是指一个人因为过分敏感而在某些微不足道的小事上伤神，从而引起比较大的情绪波动，也是一个人在失去理性的状态下所产生的某些行为。我们知道，情绪对一个人的事业、生活以及自身健康都有十分重要的影响，一些不正常的情绪变化还可能会引发一系列疾病，而情绪化的人往往是情绪在某种程度上的不成熟而导致的情绪不稳定现象。

心理学家认为，情绪不稳定是由于个体心理素质较差引起的。这类人不但会因此给自己的心理造成一定伤害，还会给工作和生活，乃至人际关系带来极大的负面影响，比如人们常说的感情用事，其实就是情绪化的感情冲动，甚至做出一些缺乏理智的行为，即便没有出现十分严重的恶果，但已经伤害了别人的感情，也给自己留下了隐患。

研究认为，总是习惯感情用事的人在为人处世方面是非常情绪化的，带有比较强烈的感情色彩，缺乏对现实的衡量。一时之间的强烈刺激导致冲动的行为，也是一种对他人持有偏见、缺乏实事求是的诚意，一遇到抵制就开始走极端的行为表现。这类人在性格上倾向于情绪型，一言一行都要受情绪的牵引和控制，在情绪冲动的瞬间，可能失去理智，做出一些害人害己的事，交往中断或友情破裂，甚至造成财物损失等。即便事后冷静下来也会后悔，觉得自己不该冲动，但他们因为爱面子，所以不愿服软示弱。而从自身内心角度看，他们时常会处在矛盾与挣扎之中。商业头脑缺乏是他们的弱势，所以在商场上很容易成为他人利用的对象；做决策时也不够理性，很容易错失良机。

其实，在现实生活中，情绪化的现象已经很普遍了，人人都有情绪不好的时候，那怎么判断自己是否有情绪化的表现呢？心理学家认为，一般情绪化在行为方面有以下几大特征：

一是缺乏理智性。情绪化的人一般都有一个很重要的共性，即"跟着感觉走"，并且是"被情绪牵着鼻子走"，这种缺乏独立思考、没有理智的行为，是不够成熟的。理智是人类区别于其他动物的一大关键特征，人的行为应该是有计划性、目的性和有意识性的外部活动。

二是行为的冲动性。情绪化不仅在情绪上的波动较大，并且意志力薄弱，很容易冲动，如同一只气球被尖物碰到就会立即爆炸一般，该行为带来的后果也具有一定的破坏性。

三是行为的不稳定性。每个人都有自己的性格和行为模式，通常情况下是比较稳定的，但情绪化的人在行为表现上就具有多变性，不稳定，喜怒哀乐变化无常。

四是行为的攻击性。情绪化的人都不能忍受挫折以及由此而产生的愤怒情绪，进而向对方发起攻击，只不过这种攻击不一定是人身攻击，也可能是语言或表情等方面的攻击，比如嘲讽、摆脸色等。

五是行为的情境性。情绪化的人经常会受到生活中某些与自己切身利益相关的刺激的左右，一旦有满足了自己需求的刺激出现，便会十分高兴，反之便会异常不快，甚至是愤怒。假如有人故意设置一些情境摆在这类人面前，那他们多半会被操控，甚至上当受骗。

摆脱情绪化的小技巧

相传有个叫爱地巴的年轻人，虽然他不会经常发脾气，但却总是对别人的某些言行感到不满、气愤，情绪激动时还会与人发生争执。后来，每次只要发生类似的情况，他都会掉头跑回家去，然后在自己家的屋子、田地周围跑上三圈。等跑完之后，心中就会一片平静。就这样，每次只要情绪有所波动和起伏，他就用这种方法使自己平静下来，恢复之前的平常心态。

在以后的日子里，随着爱地巴家的房屋越来越大，田地的范围也越来越大，每次绕圈跑都会累得爱地巴气喘吁吁，但是他从来都没有放弃过这个习惯。后来，爱地巴老了，当某天他实在忍受不了争吵时，便挂着拐杖绕着房屋和田地慢慢地走三圈，走完天已经黑了，而他的心情也好了许多。

爱地巴有个可爱的孙子，他见爷爷这么大年纪还这样，便奇怪地问："爷爷，为什么你心情一不好就要绕着咱家的房子走？有什么秘密吗？"爱地巴爬满皱纹的脸上露出了笑容，他说："当我年轻的时候，只要一和别人生气，就会绕着房屋和田地跑上三圈，一边跑一边在心里想'我的房子这么小，土地这么少，哪有闲工夫与别人生气呢？还不如将时间用在有实际意义的事情上'。于是，我就努力地劳作。当我渐渐老了的时候，房子也慢慢大了起来，土地也变多了，这个时候如果生气，我还是会绕它们走三圈，一边走一边在心里想'我的房子这么大，土地这么多，干吗还要和别人生气呢？'于是，也就不再生气了。"

爱地巴就这样在自己的房子和土地前成功地将"生气"转化成了"不生气",完成了他情绪上的心理调适。

虽然这只是一则传说,但却给了我们一个启示,那就是我们要用适合自己的方式,消除心理波动,避免情绪上的大起大落。

下面是心理学家给现代人的建议,帮助大家在情绪低落时有效克服和终结负面情绪的影响:

1. 经常给自己的情绪充电。如果你时常感到精疲力竭,开心不起来,不妨想想自己是不是都在努力地迎合他人,把你自己的某些正能量都传送给了别人,自己却因为"电量不足"而失去精神头和开心的力气?如果是这样,不妨偶尔"自私"一下,允许自己躲在一个只属于自己的角落中,好好"犒劳"自己一番,为"电量不足的电池"充充电。只有积蓄了一定的能量之后,你才能再次传递体内的正能量。

2. 学会说"不"。如果你发现自己的情绪往往是源自对他人的不满,却又不愿意直接表达出来,那就要学着拒绝了,乐于助人是好事,但也要在帮忙之前稍微衡量一下"你是否有足够的精力去帮助别人""对方是否真的非常需要你的帮助""这件事会不会给你的情绪造成较大影响"等。因为现实中确实有一些人不是自己不行,而是因为他们比较懒散。

3. 每天坚持写日记。一天下来,如果你被周围的事情搅得郁闷,不妨试着写写日记,把这一天中你包揽的所有不属于你自己的大事小事都写下来,包括是谁的事情、什么事情、你做了之后是否觉得开心、对你是否有益处等。虽然这么做有点麻烦,但可以帮助你寻找自己情绪化的根源、正能量的去向。

4. 各个击破问题。很多时候我们烦闷或者情绪低落,其实都是因为对自己过去所做的事情怀有不满,尤其是女性。身为女性,心思细腻是与生俱来的,在处理问题时经常不够彻底,导致遗留的问题重重累积,愤怒、怨恨、悲伤等负面情绪也是越积越多。当眼前再出现一些比较麻烦的问题时，说不定便会将以往的所有情绪一次性释放，这样就有点可怕了。所以，与其这样，还不如果断一点，平时在解决问题时要彻底，各个击破，不给自己留下"后遗症"，才是明智之举。

5. 就事论事，快刀斩乱麻。尝试着在做事时集中注意力，不瞻前顾后，或者在争吵时只就眼前之事做讨论，不去翻旧账，不要胡思乱想，就事论事的好处是较少对情绪产生更大的刺激源，有助于当事人更快地恢复平静。有的时候该说的还是要说，不要憋在心中积累负面情绪。如果某件事确实令你头疼，越想越想不通，不如暂时搁下，或者快速给自己一个决定，并告诉自己说不后悔，然后就去做自己喜欢的事情吧。

6. 不要担心和害怕。如果你总是担心被拒绝、被超越，害怕不完美，害怕表现出真实的自己，害怕真实的内心被别人洞察……久而久之，你会变得负担重重，缺乏感知力和行动力，任何人的一句话、一个举动都会令你陷入情绪的低谷。所以，不要再害怕了，顺从自己的内心，不要让别人控制你的情绪。

终结职场情绪化

情绪化会给工作效果带来很大影响，但是心理学家发现，职场上的情绪化并非一无是处，因为它们会警示人们在工作上出现的问题。

第一，当你感到厌倦时，那是因为对手上的工作没有足够的兴趣。在工作中，很多人都有类似的经历，当你感到厌倦时，应当意识到这是因为目前的工作中存在自己不感兴趣的成分。厌倦在生理上的表现是感觉迟钝、注意力不集中、动作不协调、反应速度变慢等。

缓解或祛除厌倦情绪的方法是：将不感兴趣的部分分成几个小目标，逐个完成，这样就能够在每个小目标完成时获得成就感，进而提升兴趣；

还可以将自己感兴趣的部分与不感兴趣的部分穿插进行，这样也可以缓解厌倦情绪，提升工作效率。

第二，当你开始焦虑时，是因为对自己缺乏自信。当焦虑感产生时，在生理上会表现为肾上腺素水平升高，内心害怕、不安，容易激动、发怒，对自己感到不满意。引发这类焦虑情绪的因素很多，比如工作不顺利、人际关系不好等，但这并不是你的错，没必要过分焦虑和担忧。此时要理智地意识到自己的焦虑情绪及其根本来源——现有的能力水平还达不到这份工作的要求，再进行下一步的自我调节。

缓解这类焦虑比较好的方法是：尝试与他人进行合作，对于能力不及的部分，或许对方可以帮到你；还可以努力去寻找能力的缺口，然后尽力弥补，为下次的挑战做好充分准备。

第三，当你失落时，也许是因为当前的工作令你找不到价值感。工作无疑是占据我们时间最多的一个"工程"，有的人在工作中获得存在感，找到自信。当然，失落的情绪其实是每个人都不可避免的。比如，当工作占据了一个人本该属于自己的个人时间时，工作与生活便会出现失衡的状况，容易使人产生空虚的感觉，好像人生缺了一大块，这便是失落的情绪。人们会觉得空虚，没有价值感。不过，工作本身也会令一个人产生失落情绪，这个时候就要考虑这份工作是否对自己有意义了。

缓解这种失落情绪的办法是：做一些自认为有意义的事情，每天坚持去做；如果是因为工作，不妨试着询问自己："我在这份工作中得到了什么？是金钱还是成就感？是挑战还是成熟的心智？"帮助自己挖掘出新的意义，然后用积极的心态去关注那些对自己有意义的部分。如果实在不行，就换一份自己喜欢的、自认为有意义的工作。

此外，专家还提出了一些缓解工作上的负面情绪、调节和放松心情的建议：

1. 多和同事们相处。不管是去吃饭，还是在某个地方遇见，都要主动和同事问好，尝试多参加一些同事聚会，不要让自己被孤立起来。

2. 学会和不喜欢你的老板相处。如果你发现老板对你有意见，不喜欢你，那你只好接受并且最好不要感情用事，因为你是在工作，是想成就自己的事业，所以，不必在这上面投入过多的私人感情。相信只要你的业绩够好，能够很好地完成老板想要你做的事情，他会对你刮目相看。

3. 早点出门上班，留给自己充裕的时间。不要总是急匆匆地离开家，到达公司险些迟到，此时你一定会感到有压力。与其如此，不如早点出门，留出充裕的时间，准备开始一天的工作。这样不仅心态轻松，一整天的心情也不会差。

4. 积极化解工作压力。当工作给你压力时，不妨找些放松的小方法给自己减压，比如在车上听听舒缓的音乐，或者进行一些户外运动来释放压力，回到家后也可以看点娱乐节目，尽量不要把工作上的情绪带回家中，多和家人或朋友交流、谈心。

5. 养成健康的工作、生活习惯，保持乐观、积极的心态。

终结生活情绪化

某家公司的董事长在会议上向员工们允诺，为了重整公司业务，他以后会每天早到晚归，希望大家也都开始积极行动起来。但话出口没多久，有一天早上这位董事长因为看晨报忘记了时间，眼看就要迟到了。为了尽快赶到，他驾车时超速了，被警察发现后开了罚单，最后还是晚了。结果到了公司后，为了转移员工们的注意力，也想发泄心中的怒火，这位董事长想起了昨晚看过的文件，就将销售部经理叫到了办公室，对该部门的销售业绩表示严重不满，并把这位经理狠狠地训斥了一顿。原本就没有什么错的经理被这样劈头盖脸地痛批，心中自然愤愤不平，但又不敢当面和董事长翻脸。

晚上回到家，这位挨批的经理还是一肚子火，一个人一声不吭地坐在饭桌旁。吃饭的时候，妻子见丈夫一脸不开心，便特意夹菜给他，没想到丈夫非但不领情，还说道："我自己没长手啊，夹什么菜，这菜做得越来越不像样了！"妻子见状笑容立马僵住了。坐在旁边的儿子看在眼里，想帮妈妈解围，便撒娇似的对妈妈说："妈，给我夹，我要吃那个。"一边说着，一边将筷子指向离自己并不远的豆角。不料妻子回头就骂了儿子一句："自己没长手啊，要吃自己夹！"而这个时候，窝在儿子脚下的小猫似乎受惊了，便朝小主人叫了一声，不想竟被小主人狠狠踢了一脚，小猫夹着尾巴就跑出去了。冲出门的小猫刚好迎面遇到马路上的一辆轿车，司机看见小猫，想调转车向避开，但没想到竟然撞到了路边的孩子。

一般来说，人的情绪是很容易受到环境及一些偶然因素影响的，当一个人的情绪变坏，潜意识里就会选择身边比自己弱的人发泄，甚至是发起更加严重的攻击，这样就形成了一条坏情绪的传递链，最终受害的是作为弱者的"猫"。心理学家将这种现象称为"踢猫效应"。

美国洛杉矶的一位心理学家加利·斯梅尔曾经做过这样一个实验。他让自己的两个性格完全相反的朋友在一起聊天，一个乐观开朗，生性活泼；另一个多愁善感，常常为了一点小事就郁郁寡欢，愁肠百结。一个小时后，当加利·斯梅尔加入他们的谈话的时候，竟然发现，那个乐观开朗的朋友已经开始唉声叹气起来了。由此可见，坏情绪的传递就像是一根永无休止的链条，如果我们一遇上什么不开心的事情，就不加选择地向自己的家人和朋友发泄，不仅会将不好的情绪传递出去，给他们带来困扰与伤害，还会严重影响到彼此关系的和睦。

可见，坏情绪比好情绪更加容易传递。生活中不良的、消极的情绪，总是具有某种感染力，一个人情绪不好，周围的人也会受到影响。所以，千万别做坏情绪的传递者，要做就做坏情绪的终结者，控制好自己的情绪，真诚、友善地对待你身边的人，你周围的人眉开眼笑了，你也会在不知不觉中受到感染。

▶ 愤怒向谁宣泄

你了解愤怒吗？

相传在非洲原始草原上，有一种体形很小的飞行动物，专门靠吸取其他动物身上的鲜血为生，人称吸血蝙蝠。在整个大草原上，吸血蝙蝠是野马最大的天敌。每天都会有无数野马在吸血蝙蝠的袭击下丧生，这些在体形上占优势的野马之所以会被这些小小的蝙蝠制服，最大的原因并不是蝙蝠吸走了野马身上的血液，因为那么一点鲜血对野马来说根本就是微不足道的。那么，究竟是什么原因促使野马丧生呢？

后来，经过专家研究发现，蝙蝠在袭击野马的时候，首先是附在野马的大腿上，并用它们锋利的牙齿迅速咬噬野马的皮肤，接着就用尖尖的嘴巴缓缓地吸取血液。而在这个过程中，因为野马敏锐的感知力，在一开始就发现了吸血蝙蝠的袭击，于是它们出于对外界攻击最本能的反抗意识，便疯狂地甩尾、蹦跳，甚至狂奔，但是这些动作是无法将蝙蝠摆脱掉的，它们会迅速地更换吸附的位置，从野马的大腿上到身上，到头部，一直到它们吸饱想要离开了，才会飞走，野马的任何动作对摆脱蝙蝠来说都是徒劳。然而就是这些盛怒的动作使它们筋疲力尽，最终葬送了自己的性命。

这些野马被外界小小的刺激激怒，在发泄了情绪的同时也失去了生命。心理学家将这一现象称为"野马结局"。而在现实生活中，不是也有很多这样的"野马"吗？一些小事总是能够触动他们愤怒的神经，使他们顿时暴怒。日常生活琐事烦琐而复杂，如果一个人动不动就大发脾气，长此以往，对人的心理和生理都有极为严重的危害。

美国心理学家雅克·希拉尔认为，愤怒是内心不愉快的一种反应，因感到不公或无法接受的挫折而产生，是坏情绪的红色警报，会警示我们，有人对我们使坏或者我们内心的愿望没有得到满足。其实，不如意、不顺心就像是吸血蝙蝠的袭击，你反应越是强烈，对自己的危害就越大。而不管是瞬间爆发，还是一味压制，愤怒情绪的危害总是不可避免的。为了防止自己也掉进"野马结局"的泥淖，就要学会正确认识愤怒，在愤怒情绪即将来临时，用不伤及健康的方式加以排解。

研究发现，无论是男人，还是女人，都有愤怒的情绪，并且男人表达愤怒的次数也未必会多于女人。但不同的是，男人多半用攻击性较强的方式表达愤怒，而女人则善于用口头的形式表达。因此，体现在恋人之间，争吵时女人的态度就较为激烈，甚至会比男人更倾向于语言上的暴力。

此外，男性和女性愤怒的动机也完全不同，男性往往是因为自己的权利和自由受到威胁，如想做的事情被禁止或限制，这时便会怒不可遏；而女性通常是因为他人的行为不符合自己的标准和意愿，比如感觉到自己被另一半忽视，或者遭到拒绝、产生妒忌时，愤怒就会油然而生。也就是说，女性的愤怒情绪是因为别人的言行举止与自己期待的有差距，她们想改变，但又无能为力，找不到出路时就会发怒。

心理医生多丽丝·赫尔明发现，女性发怒多数都是在家里，另一半的不守时或孩子的邋遢都会使其暴跳如雷，而一旦走进办公室，进入工作场合，她们就会立马变得顺从，甚至甘愿忍受上司的批评和无理要求。

在愤怒的爆发形式方面，社会规范对男女的限制似乎也存在某些偏见。比如，男性表现出攻击性的愤怒通常是被认可的，不管是男孩子还是成年男子，提高嗓门大声怒斥或者大打出手，往往被视为男子汉气概的体现，而女性如果如此表达愤怒情绪，便会被视为泼妇。

愤怒情绪有损人类身体健康，既然暴跳如雷的发泄方式并不可取，那么，愤怒情绪是不是越压制就越好呢？

著名心理学家保罗·奥斯特认为，人们一直都有认识上的误区，以为不能任由怒火酿制苦果，那样既害人又害己。于是，很多人从小就被长辈教育不要乱发脾气，但那些被压制下去的怒火并不见得会消失，反而会反过来攻击当事人自身。当不满的情绪转化为一种狂躁时，神经便会饱受煎熬，甚至还会变得更加敏感和易怒，久而久之，身体就会被疾病包围。可见，压抑愤怒并不能真正做到"不害己"，反而还会增加自身无能的痛苦，最后只能由身体的病痛去慢慢消解那些坏情绪。

不过，愤怒也并不总是坏情绪。心理学家詹尼弗·莱纳表示，在人感到害怕的情况下，愤怒就是一种比较合适的情绪。有一项基于面部表情观察的心理研究证明，只要不是过分激动的情绪，愤怒对人的身心健康反而是有好处的。所以，当人们出现紧张情绪时，用短暂的愤怒做出回应的人会体验到一种控制与乐观的感觉。如果当事人的反应是恐惧，就无法体验到这样的感觉，因为恐惧对健康是不利的。可见，短暂的愤怒情绪并不完全是坏事，但如果愤怒情绪持续呈爆发性发泄，或者是对外界采用愤怒的敌对态度，对健康就不利了。

生活中，很多人都不愿表达自己的愤怒，更不愿承受别人的愤怒，但实际上，压抑愤怒要在一定的限度之内，因为一味隐忍可能会造成更为强烈的爆发，甚至直接导致身心健康受损；而发泄愤怒也要讲究方式，方式对了，发泄就是最好的化解愤怒的途径，关键是要找到一个平衡点。

愤怒了就要发怒

"野马结局"警示我们暴怒的危害，但这并不意味着愤怒就不能发泄。心理学家认为，只要方法对了，有愤怒就要发怒。下面是保罗·奥斯特给出的关于发怒的建议，他认为发怒可分为以下三步，简称"三部曲"。

第一步：分散注意力。愤怒有时候来得很突然，可能就是那么一瞬间便涌上心头，所以，当你感到愤怒袭来时，用犀利的言辞回击只会令愤怒情绪加剧，局面变得更加糟糕。因此，这个时候最好是保持冷静，可以尝试用转移注意力的方式，比如在心里默默数数，或者在一个没有人的地方大喊几声，或者用力摔打枕头、玩偶等，或者撕本子、撕纸片等，也可以找家中不吃的水果（最好是橘子），然后用力紧捏，诸如此类的方式既能够转移注意力，也帮助发泄了愤怒情绪。

第二步：理清思绪。你应该意识到，有的时候仅仅只是一些鸡毛蒜皮的小事，却成功地将你激怒了，令你气急败坏地乱发脾气。顺利做好了第一步之后，说明现在的你算是恢复了些许理智。那么，此刻就好好想想吧，试着回答下面这些问题：究竟是什么使你一下子就变得怒不可遏了呢？对方是不是有意的？会不会是你过于敏感了呢？你确定对方一定就是故意的吗？即便真的如此，那情况是否真到了令人暴跳如雷的地步了呢？是否有其他的方式解决问题？不发怒是否就不能解决问题？发怒的目的是什么？

这些问题在愤怒的当时根本无法得到准确回答，而大多数人在恢复平静之后都能意识到，有时候对方并非完全有意，事情也没有如此严重，发怒解决不了问题，只能令情势加剧。更重要的是，发怒的最终目的都是希望与对方沟通，让对方更了解自己并达到解决问题的目的。既然如此，接着就进入第三步吧。

第三步：陈述不满。这一步主要是用来表达感受、陈述不满，你需要真诚，但也不要违背原则。心理学家托马斯·高登认为，说出自己的真实感受，但首先不要急于站在对方的立场上。也就是说，你要表达清楚对方的哪些行为令你感到内心不舒服和不满了，并陈述你当时的感受，也很有必要向对方表达一下你的期望及其原因。

这套"三部曲"是帮助有愤怒情绪的人更好地发怒，但这个过程又是一个寻找彼此之间的平衡点的过程。所以，要给对方说话的机会，要知道他也有陈述自身感受的权利。当然，你的原则还是不能降低，因为只有这样才能达到最佳的目标，彻底修复双方之间的关系，并且双方都保持完整性。

需要注意的是，所谓发怒并不只是发泄出你内心的一口"恶气"，更重要的是重建自己与自己、自己与对方之间的关系。因而，更多的时候，允许自己发一次不大不小的脾气，也有助于修复双方之间的和谐关系。

愤怒情绪的分类及其管理方法

以下是心理学家对愤怒类别的划分，有助于人们及时发现愤怒的迹象，并有效消解愤怒的不良影响：

第一种是爆发型愤怒。爆发型愤怒并不是那种一触即发的愤怒情绪，而是积压已久的情绪一次性爆发。心理学家发现，越是忽略愤怒情绪并不懂得如何有效处理的人，越是习惯于压抑怒气，直到忍无可忍的时候才一次性爆发出来。爆发型愤怒的人经常会做出或说出一些令自己后悔的事情或话语，以至于无法弥补，因为人在愤怒的时候通常都是没有同情心的。

心理学家认为，愤怒情绪持续的时间不会超过12秒钟，所以，愤怒袭来时可以数到12，等待这段时间过去。最后你会发现，自己已经没有最初时那么气愤了。这个方式其实也就是我们前面提到的"三部曲"，你可以尝试按照以上方式进行练习。

第二种是隐忍型愤怒。这类愤怒者总是冠以"我没事"的幌子，摆出一张微笑的脸，但内心却有熊熊燃烧的怒火在乱窜，无处释放，而外人丝毫觉察不出来。这种不向外界发泄怒气而选择忍耐的做法，最终受害的人其实还是当事人自己。正如我们前文所说，怒气会反过来对自己的身心加以攻击，造成身体和心理上的各种不适，甚至是疾病。所以，隐忍型愤怒者有必要改变这类习惯。

心理学家建议，这类人要做好挑战自己的核心信仰的心理准备，比如，如果你明明对下属迟到早退的行为感到愤怒，就要适当表现出来，即便没有十分明显的表现，也可以发出恰到好处的警示；或者另一半要求你每次出门前都要向他报告具体而详细的行踪，假如你对此感到不满，那你一定要说不。

试着把自己置于局外。想象一下某些事情并非是你在承受，而是你的某个朋友，他总是忍受着长期的横眉冷对，总有那么一些人用指责的口吻和他说话，或者被上司要求无休止地加班，等等，那么，他会是什么样的反应呢？然后把这些反应写在一张纸上。最后，看着这张纸问问自己，为什么别人会做出这些反应，而你却不能呢？有没有可能自己也尝试做出以上反应？

适当做出积极的回应。如果你被批评或被指责了，试着用一些积极的、富有建设性的言语加以回应，以示反击，这个办法在朋友、亲人中间比较适用，因为你隐忍的愤怒往往会在无形中伤害他们，而积极的回应方式就不会。

第三种是嘲弄型愤怒。如果一个人在以往的生活经验中得出结论，认为直接表达内心的一些负面情绪并不好，间接和隐晦的方式则比较安全，并且对方如果生气，那也是他们自己的问题，与自己毫无关系，因为自己只是在说玩笑话。那么，这个人在表达不满和愤怒时，就会采用嘲弄的形式。

譬如，同伴迟到了，你对同伴说："你迟到得真好，我刚好有了歇脚休息的机会，半个小时！"这是一种拐弯抹角的表达不满和愤怒的方式。言辞中似乎并不带任何攻击和嘲讽的字眼，假如对方是个不拘小节、幽默大方的人，他会一笑而过，当你是在开玩笑；但如果被你嘲弄的对象并不懂得你的幽默，或者比较敏感，就会从中感受到那份比直接的指责更具有杀伤力的攻击性，结果不但伤害了对方，还伤害了你们之间的关系。

所以，嘲弄型的愤怒最好不要用。

那么，怎样化解嘲弄型的愤怒呢？

直接表达。有不满可以直接表达出来，如"我对你的迟到有点意见"或者"这次你又迟到了"等，比起那种被动的攻击性的沟通，直接表达的攻击性要小很多。因为嘲弄型的愤怒更容易伤害自己亲近的人，所以，最好视情况而定，用适当的词语直接表达内心的不满，效果也许会更好。

提前发泄。还是以上的情景，当你等待的人迟到了，为了避免当面进行嘲弄式的发泄，你可以在对方到来之前就进行发泄愤怒的练习。

表达清晰。如果孩子令你生气了，最好用简单的话语做清晰的提醒，避免使用带有讽刺性的嘲弄话语。

第四种是自责型愤怒。假如一个人的自尊曾经受到过严重伤害，并且发现对自己发怒要比对他人发怒更容易，所以就习惯于做出自责式的愤怒，把自己视为所有过错的根源。比如，当他们发现自己的孩子不爱学习，甚至还与其他同学打架时，他们会认为自己是非常不合格的父亲或母亲，一味自责，将孩子的过错统统归咎于自己的教育不当。这种自责型的愤怒持续时间长了，愤怒会潜藏在当事人的内心深处，久而久之，会造成各种各样的心理问题，比如烦闷、失望、抑郁等。所以，自责型愤怒同样不可取。

处理自责型愤怒的方法有以下几种：

向自己发问。每当发觉自己即将开始自责时，不妨试着问问自己："是谁说这件事就一定是我的过错？"紧接着发问："你相不相信？"然后弄清楚事情背后的原因，找到真正应该负责任的对象，而不是盲目地将一切罪责都揽在自己的身上。

自信一点。找回自信的办法有很多，而自信恰恰也是避免过分自责的关键。

第五种是破坏型愤怒。如果你不是一个轻易被击败的人，但又不喜欢做正面的斗争，或者认为自己面对面抗争无法取得胜利时，往往会采取一种较为隐蔽的发泄愤怒的方式，在暗中悄悄进行回击。由于不愿自责，更不是那种隐忍的人，所以你就理直气壮地在背地里采取攻击行动。心理学家认为，这种方式的结果往往是，这类人的生活目标变成了让别人得不到他们想要的东西，而并非努力让自己生活得更幸福。可见，这种破坏性的愤怒带来的后果是"双输"。

如何化解破坏型愤怒呢？

要允许自己生气。尝试暗示自己，愤怒是你表示对他的摆布已经感到厌倦了。

勇于争取。相对于有意不按时上交工作报告的做法，还不如简单而直接地告诉你的上司，你长期以来都在承担超出自己能力范围的工作量，为自己争取一些权利。

尝试掌控。如果你身上有来自他人的一些过高期望，这使得你感到不舒服，甚至愤怒，此时，不要让自己转变为破坏型的愤怒者，而是要努力改变自己的现状。

第六种是习惯型愤怒。这类人会直接地表达出自己的不满情绪，比如，"太过分了，总是找我借游戏机玩，为什么你就不能自己买一个呢？"心理学家认为，这种直接的表达方式属于错误的习惯，并非针对这件事应该有的正确反应。隐藏在这种直接表达的背后，势必存在一些被当事人忽视了的负面情绪，比如遗憾、挫败、怨恨等。当愤怒或不满的情绪被你习惯性地直接传达出来时，对方会有很大的心理压力，尤其是那些与你关系比较近的人，时间长了，他们或许会渐渐疏离和逃避你。

纠正这种直接的习惯性愤怒的方法是：直面内心深处和及时遏制。如果你敢于直面内心，便会发现，其实你并不是很介意游戏机被借用，那些总是让你习惯性发怒的事情都是微不足道的，并不值得你为此动怒；及时遏制是指，在你发觉自己开始"发作"时，要及时平息内心的怒气，暗示自己停止这种愚蠢的行为。

▶ 拒绝"语言暴力"

生活中，我们会经常遇到这样的情况，身边有朋友喜欢用阴阳怪气的口吻与我们说话，还凭空贬低我们，发出质疑的同时也不忘加上几句指责的话语。而我们通常都会感觉莫名其妙，并受其影响，甚至还深深感觉到愧疚之意，真的就以为是自己不好了，自信心在瞬间瓦解，开始质疑自己的能力或待人处事的方式。

更严重的情况是，当一个曾经出现在你的工作或生活圈中的朋友与你发生矛盾后，对方开始使用语言攻击，不断地谩骂、诋毁、攻击你，即便对方只是一个十分普通的同事而已，那些难听的话依然会产生效力，让你心情不好，甚至感到愤怒。有些人遇到这种情况时，会假装不在乎，想用此事去锻炼一下自己的宽容度，但结果还是忍不住去想那些谩骂之语。

这就是所谓的语言暴力，是一个人用嘲笑、谩骂、蔑视或诋毁性的语言对另外一个人进行精神和心理上的攻击的一种行为，属于精神伤害的范畴。语言暴力容易出现在不平等的关系之中，施暴者多为长辈、家长，而受暴者则多为青少年。但在今天，语言暴力已经不限于此了，在日常的人际关系中也普遍存在，比如朋友之间、恋人之间等。

研究发现，有心理疾病的人很容易出现语言暴力，而那些患有攻击型人格障碍的人也特别容易成为施暴者。这类人发出攻击主要受情绪和行为的冲动性影响，属于主动攻击型，部分攻击属于有意识的计划，而也有部分攻击是无意识的行为。主要有以下几个特征：

1. 情绪急躁、易怒，有无法自控的冲动和驱动力。

2. 行为反复无常，有些是有计划的，有些是无计划的，并且在行动之前通常都有十分强烈的紧张感，而行动之后又会感觉愉悦和满足，没有悔恨和自责。

3. 个性方面常常表现出向外攻击性和盲动性，行动鲁莽。

4. 心理发育不健全，经常出现心理失衡。

5. 容易发生不良行为和犯罪。

6. 冲动的动机可以是有意识的，也可以是无意识的。

除了主动攻击型之外，还有一种是被动的攻击，被动攻击者往往在表面上表现为顺从，但内心却是充满敌意和攻击的，虽然不会"就事论事"地做出反击，但会在其他事情上故意对对方造成伤害，又不敢直接外露。此外，专家也发现，这类人往往与回避型人格障碍患者、依恋型人格障碍患者相关联，那些表面上自恃清高、逃避人群、喜欢用语言去伤害他人的人，其实内心不堪一击。

究其原因，心理学家认为，这类人多半都与其过往经历有一定关系。

好比一个在童年时期特别内向文静的人，长大之后要么更加自闭，要么变成话痨，这是以往缺失的部分要在今后加倍进行补偿的体现。引起这种攻击型人格障碍的主要原因有：一是童年时期缺乏长辈的管教或者是管教过严，难以与人正常沟通，形成扭曲心理；二是幼年时期长期遭受他人欺负，长大后寻求报复；三是自卑心理和挫败感很严重，借语言暴力攻击满足强烈的控制欲望。

也就是说，那些总是强词夺理的人多半都是源自其自卑的内心和童年时期遗留的缺憾。比如那些趾高气扬的人没有几个是真有本事的，那些高调张扬的人也没有几个是具备真才实学的，那些喜欢用自己的方式去嘲讽或打击他人的人，也没有几个是真正有资本的，多半都是因为自卑。他们无法改变自己的生活，就想要用语言暴力去伤害、诋毁、侮辱自己身边的人，而他们越是想要证明自己的强大，越是想要引起关注，就越是要发出更强烈的语言暴力攻击。

由此可见，如果你身边有这类习惯用语言暴力攻击他人的人，而你也不幸地被他们攻击过而一度陷入郁闷，那么现在就要清楚地认识到，这只是他们的一套小伎俩，不用害怕，更不用为难自己，绕开他们，避开这些语言暴力的攻击，不做其攻击对象，你的情绪就不会受到他们的影响。应对的方法其实很简单，我们只需要认清他们的内心，对其行为不加理睬和辩驳，也不对自己的行为做任何解释，暗示自己："这是他们自己的事情，与我无关，我没有任何错，不需要愧疚。"

第三章

心理自助——告别病态心理

你知道家庭环境和父母的管教方式会引发心理问题吗？自私、压抑、怀旧、虚荣、空虚、贪婪……这些普遍存在于人类内心深处的病态心理到底是如何发生、如何影响人们的正常工作和生活的？我们将在本章中详细介绍摆脱以上病态心理的技巧。

▶ 别种下心理病根

陪读的背后

家长陪读在中国已经很普遍了，孩子在外地读书或者学校距离家比较远，家长为了节省时间，索性带着孩子在学校附近租房，然后包揽一切事务，孩子只要专心读书就行。我以前就听过一则陪读的故事，母亲为了让儿子考上好的大学，从孩子读高一开始就一直陪读，这位小伙子在母亲的悉心照料下，自然省去很多时间，学习成绩似乎也有所提升。

但实际情况远非这么简单，小伙子在高三上学期出现了严重的厌学情绪，开始无精打采，人际关系变差，并且不能忍受批评和指责，否则就大发雷霆。学习成绩也开始下滑，最后他索性不去上课了，每天瞒着母亲去网吧打游戏。几天之后，这位用心良苦的母亲才从老师的口中得知儿子已经好几天没去上课了。

这则故事的结局是，母亲给儿子办了休学，带他回家了。与此同时，家人也发现儿子性情大变，经过咨询才知道，儿子出现了心理问题，需要做专业的心理治疗，方可恢复健康，否则即便再回到学校，也很难参加高考。

按理说，母亲为了儿子更好、更专心地学习，创造一些良好的学习条件和环境是没有错的，也是无可厚非的，甚至很多母亲都是以夫妻分居、放弃工作等为代价的。但现实情况却并不尽如人意。原因是什么呢？有关专家分析，这种"中国式陪读"遵循"万般皆下品，唯有读书高"的传统观念，再加上父母们的攀比、从众心理，陪读的本质已经发生了变化，并与科学教育理念相悖。

但也不排除陪读成功的例子，孩子顺利考上了大学，上了大学后才知道，原来孩子什么都不会做，甚至还要去努力克服依赖心理，才能安心上大学。所以，专家认为"中国式陪读"其实是一把双刃剑，其中弊明显大于利。很多教育专家经过调查得知，有家长陪读经历的孩子产生心理问题的概率，要远远大于没有陪读经历的孩子；特别是依赖性过度的陪读，会给孩子的心理造成不良影响，容易出现依赖型人格，自信丧失，人际关系变差，社会适应不良，等等，严重时还会造成厌学和逆反情绪。

可见，表面上看来，陪读是为孩子的学习着想，但实际上却成了孩子们成长的绊脚石。如果再深层次分析，家长并不可能陪着孩子一辈子，他们总有单飞的一天，而在家长的过度关照下，孩子的"翅膀"还来不及生长，就要到外面去应对林林总总的社会生活。因此，家长如果能够早点让孩子心理"断奶"，学会独立自强，不仅是明智之举，更是长远之策。

当然，外界的媒体、学校等也要注意，不要总是散布诸如"不能让孩子输在起跑线上"的类似言论，加重家长的心理负担和焦虑心理；而家长也要理智看待陪读，根据具体情况和现实意义分析判断，究竟什么样的学习环境和生活状态才最有利于自家孩子的成长和学习，更不能过分偏重学习。要知道，孩子在读书时代的一个重要任务固然是学习，但独立意识的培养与健康的心理状况同样重要，因为现实已经向人们发出警告，仅仅只是学习好，还不足以在社会上立足。

父母是孩子最好的老师，这是一直以来公认的观点。成年人有自己的工作，孩子也有自己的任务，各司其职其实就是最好的示范。家长在工作之余尽力为孩子营造一个和谐、融洽的环境，再在精神上给予一定的支持和奖励，都可以潜移默化地影响和引导孩子吸取正能量，并不一定要陪读。其中不断激发孩子的内在驱动力，挖掘其自主潜能，才是长远之计。那种大小事全部包揽的做法，会令孩子失去成长必经的过程，剥夺他们的自主权，影响健康心理发育。

独生子女是人格障碍的高危人群

独生子女是父母唯一的希望，是他们独一无二的宝贝，所以整个家庭几乎将所有的期望都放在独生子女的身上。这些独生子女也因此而背负了许多压力，有的甚至因无法承受而出现个性偏差。

心理和行为问题在独生子女中已经越来越普遍，他们有优厚的物质生活基础，更有聪颖的大脑，但就是在个性方面表现出反常。曾经有统计显示，在我国大约 3.4 亿 17 岁以下的未成年人里面，至少有 3000 万人存在各种学习、情绪以及行为等方面的障碍。调查还显示，中小学生患上心理障碍的概率在 21.6% 到 32% 之间，比较明显的是人际关系、情绪不稳定以及学习这几个方面的问题。

据武汉市心理医院危机干预热线的统计表明，近几年来，拨打心理咨询热线的咨询者中，人格障碍倾向越来越多，几乎占到全部咨询者的25% 左右，并且大多数都是独生子女。

廖某是一所名牌大学的研究生，刚毕业没多久。他长相俊朗。他的父母都是生意人，父亲还是一家上市公司的老总，虽然父母在他读初二那年离了婚，但在外人看来，廖某依旧十分幸福。可以说，廖某自小就生活在一个物质条件十分优越的家庭中，同学、老师都认为廖某很幸福，再加上他的学习一直拔尖，所以大家对他的未来都持有十分乐观的态度。可是，廖某最后却在一家餐馆里打杂。

起初，廖某是瞒着家里的，但细心的母亲还是发现了端倪，因为廖某每天晚上回家身上都带有一股异味，而且衣着也十分邋遢。后来在母亲的盘问下，廖某才承认实情。大家知道这件事后，纷纷咂舌，没想到条件这么好的一个年轻小伙子居然去餐馆里做起了小工。但廖某的解释却很简单，也令其母心酸，他说："我除了打打杂，其他的工作我都不会。"最后，在父母的压力下，廖某辞职了，但父亲给他介绍了好几份工作，他都不愿再去尝试了，还说之前在单位已经被很多人奚落，不想再去丢人。

家人当然很无奈，辛辛苦苦培养儿子读大学、考研究生，但毕业后他居然跑去打杂，月薪才几百块，确实令这两位老人家痛心。后来，他们想到了心理咨询，当母亲将儿子的情况一五一十地告诉医生后，心理医生很确定地告诉他们，廖某患有自卑型、回避型综合人格障碍症。

该种人格障碍症的诱因是家庭环境，其中双亲的离婚事件可能是一个关键诱因，廖某自认为生活在一个离异家庭中很让人瞧不起，因而开始自卑，加上自己没有兄弟姐妹，他内心的压抑也只好自己消化，并转化为发奋读书的动力，期望用优异的学习成绩赢得他人的尊重。虽然他在同学和老师的面前还是很亲和，但自卑的情绪已经越来越严重，并且极度缺乏安全感，甚至想把自己封闭起来，不愿与人交流，回避人际交往。

与廖某有类似经历的一个17岁小伙子江某生在一个高级知识分子家庭，江某也很争气，从小就听话，学习成绩非常优异。父母因此对他宠爱有加，江某想要的父母都无一例外地设法满足。不过，出于工作原因，父母在学习方面对江某的管束和关心较少。

之后，江某以十分优秀的成绩考进了当地的一所寄宿制重点中学。刚入学时江某很努力，学习成绩也良好。但在高一下半学期，江某的父母就接到了江某班主任的电话，说江某在学校不好好上课，还扰乱课堂秩序，甚至经常逃课去上网。班主任几次找他谈话，都被江某顶了回去，他称他有自己的学习方法，不需要旁人指指点点。

父母得知详情后，尝试找他谈话，江某的态度很差，还顶嘴说："你们都一样，没多大出息，还在这里管教我，将来我肯定比你们强上几百倍！"好在江某的学习成绩并没有因此出现下滑。一年之后，江某因为成绩优异，被国外的一所中学录取了。国外的生活令江某很受挫，再加上国外的评分制度与国内存在差异，江某的学习再也无法像以前那般优秀。随后，一连串的问题接踵而至，江某越来越孤独，一个朋友都没有。

强忍着读完了一个学期，江某在回国度暑假的途中"失踪"了，父母知道他已经过了海关，但始终没有音信。半年之后，江某和家人取得了联系，但还是不肯和父母见面，还说自己现在很好；又过了半年，江某主动回家了。但江某变得沉默寡言，沮丧自闭，不愿和任何人交流，与父母的对话也仅限于三句，超过三句他就开始不耐烦，转身走人。

父母很着急，无奈之下，只好托人找了一位心理医生，给儿子做了一次心理分析。医生告知，江某有十分明显的自恋倾向，根据目前的表现分析，江某患有自恋型人格障碍。后来，在父母苦口婆心的劝解和安慰下，江某才勉强同意接受心理治疗。

一位青少年心理辅导负责人发现，在他们接收的患者中，有80%以上的孩子的心理问题都出在家庭和父母身上。可以说，孩子出现的一系列心理问题都可以大致地反映出其家庭问题以及父母的教育方式，甚至还包括父母的心理问题。

其中对孩子的心理健康影响最大的几个因素是：父母对孩子不管不问或者极少过问、父母对孩子的期望值过高、父母关系恶劣，而这些因素在独生子女的家庭中影响更大。有研究还发现，在父母的过分溺爱中长大的孩子，容易患上自恋型、依赖型人格障碍；父母如果比较强势或双方关系紧张，孩子很容易出现回避型、冲动型人格障碍。

另外，也有大量调查研究证实，人格障碍通常是在孩子 15 岁之前就已开始成形，而 18 岁之前的人格障碍都是不稳定的。所以，早期教育对孩子的影响非常重要，家长应该留意并预防孩子人格障碍的形成，以便及时采取矫正措施。那么，家长如果发现孩子有人格障碍的倾向，要如何及时采取干预措施呢？

青春期的孩子大多试图用自己的思想取代家长们的观念，此时的人格障碍倾向表现得较为明显，是心理辅导和采取干预措施的最佳时期。如果心理辅导及时，干预措施正确合理，90% 的孩子的人格障碍会出现明显的好转，60% 的孩子在成年之后便可完全恢复健康心理。

而就干预措施而言，家长们主要可以从以下两个方面入手：一是家庭环境与教育方式的转变，逐渐剔除以往不和谐的家庭氛围和不良的教育方法，力求为孩子创造一个和谐、美好的家庭环境；二是家长要及时与老师进行沟通，合理地、有针对性地提出要求，让老师积极开展学习之外的娱乐活动，加强学生之间的交流，完善人际关系，等等，在教授知识的同时，也要重视培养学生的健康人格。

如果人格障碍在成年后依旧存在，或者有些人格障碍在成年后才出现，那在治疗方面的难度就比较大了，需要进行长期的、稳定的心理疏导和矫正治疗，方可治愈。

▶ 你敢承认自己自私吗

关于自私心理的研究

哈佛大学行为科学家戴维·兰德曾经发起一项课题研究，即人们最自发的冲动是源自合作还是自私。他组织一些研究者，在一家网站上做了测试，网友们可以通过这个网站报名，通过做少量的工作来挣点小钱，类似于标记照片或转录文字的工作，这其实是一项尝试了解人们的直觉的实验，并且在该网站上，实验人员还可以接触到大学本科生以外的社会群体。

在某些实验中，被试者被要求在一场执行决定的游戏中单独玩一个回合，这个游戏经常被心理学家和经济学家拿来做实验，被称为"公共货物游戏"。每一个被试者被安排在一个有四个科目的组里面，实验人员还给了他们每人 40 美分。无论被试者最后的储蓄是多少，都会加倍，并且会在四个人中均摊。

实验人员要求他们在每个科目里自愿选择存放储金的数额。也就是说，假如大家都把各自的 40 美分存起来，那结果就是，所有的玩家到最后的钱都会成倍增加，这显然是最合适不过的了！该游戏可以借助合作奖励贪婪——假如其中有一个玩家一分钱都不放的话，那么，其他的三个玩家就要将他们的钱拿出来均摊，最后这个一分钱都不放的吝啬玩家便会得到 60 美分，加上他原有的 40 美分，总共可获得 1 美元。这一点已经被实验人员毫不隐讳地公布在游戏的说明里了，如果四个人中所有人都不放的话，结果大家的储金都不会增或减。

而实验的实际情况是，没有人不存放储金，并且迅速做决定的人平均存放的金额为 27 美分，而做决定比较慢的人平均存放的金额是 21 美分。

在实验的下一个阶段中，实验人员要求某些被试者在 10 秒钟以内做出决定，而其他的人就需要等待至少 10 秒钟的时间。在这段时间里，大家都可以考虑自己将要存放进去的金额。结果是，快速做决定的人存放进去的金额还是明显高于那些犹豫不决的人存放的金额。

此外，实验研究人员还在一个实验室里，对一群年轻人进行了实验，结果发现他们在实验室里存放的金额会更少，那些能够迅速做出决定的人依旧比犹豫不决的人存放得多。

以上实验均说明了一个问题，那就是人们在迅速做决定时更倾向于合作。心理学家也认为，做出选择的速度越快，该选择就越倾向于直观抉择。简单地说就是，想得到越多，合作成分就越少，自私心理反而越发凸显。戴维·兰德认为，人们一旦停下来去思考，就会很快意识到现实情况，并开始考虑如何获得好处甚至能够侥幸成功，在理性中做出的决定，合作成分就会明显减少。

你自私吗？

心理学家一直在尝试研究人们为何选择合作，又会在什么情况下表现出合作，这是一个关于自私问题的研究，也是与人性相关的问题。那到底什么是自私心理呢？

自私其实是一种较为普遍的心理现象，属于病态心理范畴。自私就是自我和利己，是一个人只顾自己的利益而不顾他人、集体、国家甚至整个社会的利益的表现。现实生活中，每个人都有自私的想法，都存在自私的言行，只不过这种自私的程度不同罢了。比较轻微的自私心理是有私念、计较个人得失、忽视公德；而比较严重的自私就表现为为获得一己之利而做出诸如杀人、诬陷他人、侵吞公款等铤而走险的事。可以说，自私心理是一切罪恶的根源，包括贪婪、妒忌、吝啬、虚荣等病态心理，均源自自私。

　　小刚是一个从小就很爱学习的孩子，从读小学一年级开始到初中一年级，小刚一直保持班级前三名的好成绩。但是最近，小刚却变得很反常，妈妈发现他经常发脾气，比如，爸爸如果没有时间带他出门，他就说爸爸的坏话；有时候妈妈因为忙，忘记给他热牛奶，他就开始抱怨。就在清明节那天，一家人都去给过世的亲人扫墓，但小刚却很反感地认为那是在浪费时间，有这时间自己都写完作业了。

　　有一次，小刚的小姨生病住院，妈妈每天都要去医院照顾她，照顾小刚的时间自然就减少了。按理说，已经十几岁的小刚应该可以自理了，也应该理解一下大人的难处，但他竟然朝妈妈发脾气，还说小姨已经是个成年人了，怎么还要别人照顾？妈妈明显感觉到小刚的变化，担心这样下去，不利于小刚的成长。而近期老师也向她反映说，小刚在学校经常和同学闹别扭，而且都是因为一些小事。

　　马某的情况和小刚类似。现年47岁的马某在一家私企上班，工资不算高，但还可以勉强养活一家子。马某从小家境贫寒，那种穷苦的日子他是受够了，如今即便住进了县城，生活水平有所提高，但因为儿时的经历，他还是习惯算计着过日子。去市场买菜时，他经常为了一毛钱和摊主争得面红耳赤，总觉得要占点便宜，才算对得起那份买菜钱。除此之外，马某在单位也很看不惯那些比自己年轻但职位却比他高的人，经常心里不舒服，暗暗在心中诅咒别人。

　　不过，马某有一手绝活，大伙都很羡慕他，同事常常向他打探，结果每次都被他狠狠地赶走。最近，单位组织聚会，他找理由给推了，原因是他不想见到那些讨厌的人在他面前作乐，看着就心里窝火。

　　前阵子，领导要求马某带几个徒弟，将手艺传授给年轻人，但马某哪里愿意，当场就拒绝了，还宣称就是把手艺带进坟墓里，也不会传授给任何人。大家都说他自私，但马某觉得他们那是妒忌，还让妻子给评评理。马某的妻子听后也认为是马某过于自私了，话不投机，马某就大发雷霆，还说天下没有人理解他。面对妻子提出的离婚要求，马某自私地告诉她："想离婚，门儿都没有，我就不给你自由，看你找谁过去！"

小刚和马某的行为均属于自私的表现。从心理学的角度分析，这是比较常见的自私心理。

自私的心理特征主要有以下几点：

一是深层次性。心理学家认为，自私是存在于人的内心深处，属于一种类似于本能的欲望追求。人类在物质需求的基础上有了更多的生理、精神和社会等方面的需求，这是推动人的行为的原始动力，有需求才有行为。但在现实生活中，人是不能为所欲为的，而是要遵循一定的社会规范、道德以及法律的约束和制约。人一旦抛开以上制约因素，一心只想满足自己的欲望需求，就形成了自私心理。这种自私心理深藏在内心的思想活动之中，并隐藏在人们的各种需求结构之中。

二是下意识性。自私心理的深层次性决定了它的下意识性，即人们根本不会意识到自己的自私心理的存在，有的人在做出一件自私的事情时，并不会意识到自己的自私，甚至还会觉得心安理得，理所当然。这一点决定了自私心理的范畴——病态社会心理。

三是隐蔽性。深层次性和下意识性决定了自私心理的隐蔽性，这种不以人的意志为转移的心理和行为与社会道德规范是相违背的，更是被众人所抵制的。所以，即便自私的人意识到了自己的自私心理和行为，也未必敢于承认，同时还会以各种隐蔽的手段和方式为自己掩饰。

关于自私的行为特征，有研究者总结如下：

1. 违反公德约束。社会公德是人们在社会生活中应当遵守的道德准则，比如不随地吐痰、不闯红灯等，但有自私心理的人就会公然漠视，比如，一大清早就打开音响，自己是在享受清晨的美好时光，却没有想到邻居还没起床；或者自家的东西不舍得用，得知是别人家的时，就觉得浪费点没什么；搞卫生时只把自家的角落打扫得干干净净的，公共区域却堆满了垃圾，谁也不肯主动清理。

2. 妒忌心强。看不得别人比自己好，容不得有人超越自己，这是自私的人最典型的妒忌心理。在学习或工作上，自私的人会嫉恨那些能力比自己强的人，甚至有时还想办法诬陷对方，直到让对方变得不如自己为止。过强的妒忌心会驱使一个人做出疯狂的举动，甚至包括一些违法的行为。

3. 感情关系畸形。自私的人在感情关系中也有自私的表现，比如，他们会为了满足自己的需求而玩弄对方，甚至不惜插足别人的婚姻，充当第三者；还有些人会在自己升官发财之后，抛妻弃子，另结新欢，还公然无视事实，而宣称是对方不忠等；此外，在如今的很多征婚网站上也有许多谎报信息的征婚者，隐瞒真实身份，故意抬高身价以吸引他人目光，骗取感情，甚至酿成无数惨剧。

4. 技术的垄断或剽窃。如果具体到职业问题，有自私心理的人宁愿将自己的手艺或技术带进棺材，也不愿拿出来教人，比如以上案例中的马某，手上有技术却不肯传给任何人。当然，一直以来还有一种传授手艺的说法，即"传男不传女""传女不出嫁"或"传给徒弟，饿死师傅"等说法，均属于自私心理的表现。除此之外，如今社会还衍生出了另外一种风气，即技术剽窃，将别人的专利技术剽窃过来为己所用等。

5. 以财谋求私利。社会上一直存在一种"拉关系，走后门"的风气，人们为了得到地位和声誉，不惜用金钱和厚礼去贿赂有权有势之人，以求得到便利。诸如此类的行为均属于自私的行为。

6.用既有权利谋取私利。总有那么些有权之人，利用自己的权力和地位谋求私利，不顾无权之人的处境，无视国家、民众的利益，一心只为满足一己之私。

自私心理的调适方法

针对以上小刚的例子而言，有心理医生分析，小刚的自私心理其实受家庭环境影响的成分居多。小刚爱学习是一件好事，但他已经逐渐发展为自私，只考虑自己，不管他人的处境和感受，学习成绩的优秀并不能掩盖他自私、冷漠、没有责任心的性格缺陷。这种情况如果持续下去，成年后的小刚根本不可能适应正常的社会生活。心理学家认为，一个人在某项知识、技能方面有缺陷不可怕，可怕的是在人格上存在缺陷，因为人格缺陷将会贻害其一生。可见，拥有一个健全的人格要比学习知识重要很多。

然而，青少年时期的健全人格培养的关键在于家庭，是否有一个良好的家庭教育条件以及家长的各种言行举止，均会影响到孩子人格的发展，因为孩子在未成年之前的个性可塑性是非常强的。

这也是我们在本章的第一节中所提到的问题，家长们往往为了让孩子安心学习，都会告诉他们："你只要好好学习就行了，别的事情都不要操心。"或者是阻止孩子去做自己想做的事情，勒令其赶紧去学习，等等。事实上，鼓励孩子好好学习本来无可厚非，这是很正常的事，但家长也不能一味地要求孩子学习，学习之外的事情一律要求孩子不能接触。或者把孩子的考试成绩单当作全家情绪好坏的晴雨表，成绩好就皆大欢喜，一家人都喜气洋洋；成绩不好则开始唠叨和责备，甚至打骂，一家人的情绪都跌落到谷底。其实完全没有必要如此，这样只会给孩子造成更多的心理负担，严重时还会造成孩子的心理向异常方向发展。

因为孩子的个性可塑性还是很强的，所以心理医生针对小刚的情况，给他的父母提出了以下几点建议：

1.家长要转变以往那种以成绩为天的观念，不要过分重视分数和排名，让孩子能够在轻松的环境中自由地学习和体验学习的乐趣，而不是要求其为了分数和排名而每天啃笔头，只有这样才能彻底激发起孩子被压抑已久的潜能。

2.家长要以身作则，用自己的行为模式去正确引导和教育孩子，多进行心灵沟通。沟通的内容不要总是局限于学习，可以是其他任何孩子感兴趣的事情；此外，还可以交给孩子一些家务活，比如要求他们自己洗袜子、自己去超市买需要的文具等，而不是包揽一切，只有这样才能培养起孩子劳动的能力和责任心理。

3.家长要鼓励孩子多交朋友。如果和同学有矛盾，也不要总是护着自家的孩子，首先要弄清楚事实，分清责任在谁，同时也要教导孩子学会换位思考，用心理解和体谅他人。

案例中的马某已经是一个成年人了，可以说，他的自私心理已经成形，和小刚的情况并不一样，需要用另外的一种方式来克服。自私作为一种病态的社会心理，专家认为，克服自私心理可以充分发挥个人的主观能动性，进行矫正训练。

1.使用内省法。内省法是构造心理学派主张的一个方法，主要是借助自我观察去研究自身心理的一种方式。因为自私的下意识性和隐蔽性，所以，要想克服自私心理，首先需要我们经常对自己的自私行为做观察和自省，用客观的眼光和符合社会道德规范的一套标准去衡量自身行为；一旦发现有自私的心理和言行出现，就要立刻意识到错误并对自己的思想观念和价值观进行深刻反省，同时也要多看一些无私奉献人士的故事和传记，向那些无私行为看齐，并且敢于在自己的自私行为中总结危害。

2. 行动起来。内省法可以让一个自私的人意识到自私心理和行为的存在及危害，帮助其纠正以往不良的自私心理。在此基础上，还需要有进一步的实践训练，即多做一些利他之事。譬如，主动关心和帮助他人，主动给有困难的邻居帮忙，等等。如果自私心理比较强，还可以从生活小事做起，如不拒绝他人的请求，借出自己的电话或自家的扫帚，也可以主动给予对方帮助，等等。在这些简单的小事中体验乐趣和被人肯定的幸福感，收获前所未有的、纯净的成就感。

3. 回避疗法。很早之前就有人提出一种治疗愤怒的方法，即回避疗法，当一个人的怒气即将爆发时，想要立即停止，就可以在墙上钉钉子，以惊醒当事人，不要乱发脾气。类似的方式也可以用于自私心理的矫正，一个人如果真正下定决心要改正自私，就能够意识到自己的自私念头和行为。一旦意识到，就可以立即自行做出制止行为，比如用橡皮筋弹自己的手腕，在痛感中醒悟并停止自私的念头或行为。当然，必要的时候还可以找一个值得信赖的朋友，充当制止者或监督者。

▶ 长期压抑滋生病态心理

巡警陈某在翡翠湖景区巡逻时，听到一阵阵从湖心传过来的喊声："我对不起爸爸，对不起妈妈……"喊叫声一直在湖面上飘荡。陈某警觉不妙，从声音和语气判断，当事人的情绪异常，便立即奔向湖边，发现距离岸边五六十米远的湖中央位置，有一个人影在不停地拍打水面。当时虽然天色已经较晚，但湖边还零零星星有几个人，只不过大家都没有当一回事儿。也有人说，不久前看到一个小伙子下水了，之后就没见他上岸。因为担心湖中心的年轻人的安危，巡警陈某便大声向对方喊话，希望他赶紧游上岸，不要做傻事；与此同时，陈某一行人也在争取时间，一面向湖中央投射远光灯为其照明，一面找到景区管理方，要求其以最快速度打开景区的所有景观灯。紧接着，另外一名巡警也找来了救生圈，绑好了安全绳，准备前往湖中心施救。这期间，湖中心的年轻人一直在不间断地高声喊叫，不断发出自责的声音。

最后，巡警因为安全绳不够长，便联系了消防部门，还拨打了120急救电话。不过，好在小伙子还比较理智，也许最后是因为喊累了，他开始朝湖对岸游去，从他的位置游到对岸距离较近，也比较节省体力。巡警见状赶到对岸，检查其身体状况，发现并无大碍。问及为何深夜还在湖中心不回家时，小伙子犹豫了一下，才将事情的原委告诉了巡警。

原来，这位小伙子姓李，今年才20岁，还在读大学。前段时间因为学习和人际关系方面出了问题，他一直很郁闷，找不到朋友倾诉，他只能独自一人来到湖心发泄情绪。李某最后表示，自己原本就是想到湖里清醒一下，发泄发泄情绪，但没想到因为周围太黑暗了，所以他一度迷失了方向，好在他会游泳，找到方向就可以自己上岸了。

不过，细心的巡警还是觉得李某没有完全说实话，因为他在岸边丢下了书包，如果仅仅只是想下水发泄情绪，为何连衣裤、鞋帽都不脱，就径直下水了？或许事情的背后还另有隐情。

这场看似闹剧的事件，让李某的家人和老师都多了个心眼。在老师眼里，李某平时很低调，很少见他与同学们一起出行，基本每次见他都是一个人，一个人去上课，一个人去食堂吃饭；而在李某的母亲看来，儿子在家还是很乖的，经常帮忙做家务，但就是不喜欢和家人谈心，也从来不在他们面前抱怨什么。

但实际上，李某如果不是极度心理压抑，又怎么会深夜一个人跳进湖里呢？专家认为，李某必须及时缓解压力，找到正确的倾诉和发泄途径，不能再继续压抑下去，否则后果将不堪设想。

在一个人受挫后，把一些不被自己接受的冲动或念头统统抛在记忆之外，并在不知不觉中压抑到潜意识里，推迟满足需要的时间，或者是主动将自己的不幸和痛苦忘掉，以便轻松地去迎接下一次的考验，进而起到暂时避免焦虑、紧张和冲突的作用。表面上看来并没有什么不妥，但那些被抑制的负面情绪却没有得以消除，而是变成了一种潜意识，让人的心态和行为变得消极，甚至古怪起来。也就是说，压抑其实是一种病态社会心理，和自私一样具有危害性。

下面就让我们一起来了解一下，压抑究竟有哪些行为表现以及压抑都有哪些危害和特征，正在遭受压抑的人要如何及时地做好心理调适。

首先，关于压抑的行为表现及其危害性，心理学家认为，挫折和压抑两者之间互为因果关系。各个年龄段的人都有可能存在一定程度的压抑心理，个体的压力和挫折令他们产生自卑、沮丧、自我封闭、焦虑、孤僻等病态心理和行为，如此循环，压抑感也会更加强烈。压抑的行为表现及其危害性主要有以下几种：

1. 抑郁情绪。产生抑郁情绪的人会感到忧心忡忡、失眠、注意力难以集中、性格孤僻、不合群，甚至开始自我封闭。这类人常常感觉不到自身价值的存在，对前途备感渺茫。

2. 优柔寡断。意志力薄弱，缺乏主见，做事常犹豫不决，没有自信。

3. 厌倦情绪。对生活失去信心，做事效率低下，对任何事情或人都打不起精神，总是一副懒懒的样子，成就动机急剧下降，不愿意承担社会工作与义务。

4. 躯体化焦虑。长期压抑的人会出现明显的焦虑感，并以躯体不适的形式表现出来，譬如肠胃不适、头疼等；也有些人会将这种焦虑情绪发泄在食物上，常常暴饮暴食，结果引发肥胖症。

5.社交障碍。不愿与人打交道，懒得说话，表情呆板或敏感多疑等，都会给人际交往带来影响。

6.改向行为。消极的思想和情绪会转化为一种潜意识，而这种潜意识又会以动机的形式表现出来，形成某种行为的驱动力。那些被压抑的情绪或思想最终会以改头换面的方式"爆发"出来，譬如上述例子中的李某，在学习和社交上产生的负面情绪让他觉得愧对父母，但又无法在父母面前表达或发泄，只好压抑自己，并最终独自一人选择在湖里发泄对父母的自责和惭愧之情。

其次，压抑心理的特征主要有内向性、消沉性和潜意识性。内向性主要是指当个体开始与外界发生冲突时，个体的反应不是与之进行积极的沟通和调节，而是选择逃避和退缩，回到自己的主观世界之中，自我约束和自我克制，以求获得安宁。而消沉性是指那些被压抑下去的情绪并未真的消除，还隐藏在潜意识里，使人越来越消极，越来越没有精神，失去最初的动力，变得不知所措。潜意识性即那些被压抑的消极情绪转化而成的潜意识力量，变成驱动行为的内在思想动机。

最后，一个人如果对自己的思想、行为长时间进行过多的压抑，势必会导致心理和行为发生异常。所以，压抑心理必须要消除，当事人需要找到一个正确的缓解压抑情绪和克服压抑心理的调节方法。而在介绍调节方式之前，我们也有必要对压抑心理的成因做进一步的探讨。

有研究发现，压抑心理的产生是外界因素和个人心理因素共同作用造成的。单就外界因素而言，主要有以下三大原因：

一是当事人受到的约束过多。在当今社会，行为规范是每个人都必须遵守的，这也是约束个人行为的一大标准。但内心压抑的人遭受的约束可能更多，比如家庭的过高期望、学校的管束和纪律规范、工作单位的严格要求等，这些约束同时作用，会给当事人造成不小的心理压力和负担，加上这些情绪很难及时得到处理，便会导致他们越来越压抑。

二是人际关系不佳或紧张。有部分人很重视友谊，喜欢人与人之间有近距离的心灵交流，但有时不可避免地产生摩擦，或者得不到他人的真心接纳，或者是多年好友关系出现紧张，等等。一系列疏远的人际关系令其社交需求得不到满足，自信心下降；多年的好友关系出现紧张，会导致当事人精神和社会方面的需求难以获得满足；人际关系处处受挫，都会引发挫败感和孤独感，而当事人无力改变，只好采取回避的形式自我消化。

三是工作量繁重或学习任务过重。工作和学习是伴随人一生的活动，小时候要学习，长大后要工作，而人们在从事这些活动时所取得的成绩是与其能力相适应的，如果个体期望很高，却不能取得理想的成绩，心里难免就会有落差。如果长期面临这种情况，内心的焦虑和挫败感得不到及时清理和正确的发泄，就会越来越压抑，学习成绩或工作效率也会因此而下降。

了解了压抑心理的成因，我们就要从以下几个方面重点着手调节，做好心理调适工作。

1. 给自己列一份简短的清单。关于任务，我们可以尝试着给自己制订完成任务的计划，但切忌贪多，在一份计划书中如果满满的都是你的目标，那就很难按时完成了，完不成反而会给自己徒增许多压力。所以，从现在开始，不要贪多，每天坚持做到两件或三件事即可，一个星期积累下来也不少。

2. 每次只做一件事。如果你试图在一个时间段内完成多项任务，那是不大可能的，不仅做不好，压力也会很大，注意力也难以集中。所以，当你意识到现在需要做某件事时，那就专心去做，不要企图用两只手端起四只碗。

3.做不完也不要太苛求。在你的清单里有那么两三件事情是今天的目标，但你发现生活有时候并非如我们预期的那么顺利，会有很多干扰因素。当你因此而受到影响，没有能够完成这些任务时，也不要过分苛责自己。你没做，世界不会毁灭，太阳明天还是会照样升起，所以，根本没有必要如此严格要求自己。

4.避开令你压抑的灰色空间。这里的灰色空间是指工作、学习和生活的混淆地带，比如，你在单位没能及时完成工作，想带回家处理，或者把家中的不良情绪带到了办公室里，尽管这种情况有时候很难避免，但最好尽量避开，因为它们确实会给你带来不小的压力。所以，如果你想克服压抑心理，远离压抑带来的所有危害，那就要坚决做到下班后不工作，工作时不要再想家中的事情。

5.充分享受当下。避开了灰色地带后，千万不要再去思前想后，心不在焉，这样就不能做好眼前的事了，比如工作时就好好工作，在家休息时就好好休息，多与家人聊天，尽情享受闲暇时光的轻松。也就是说，当你全身心地投入到你正在做的事时，集中精力从事当下的任务，你会体验到来自心灵深处的愉悦感。

6.早点出门。每天出门上班或上课，大多数人基本上都要经历一段路程，浪费一段时间在路上，但有的时候汽车拥堵，或者你在路上因为买早餐耽误了时间，这些都有可能导致你迟到，压力也就在无形中加大了。所以，为了更轻松一点，你不妨早点出门，路上的时间虽然有点长，但因为时间充裕，你也不至于过于匆忙。试一下，一段时间以后，你肯定会感到压力减轻了不少。

此外，不妨按照以下建议试着改变一下自己的思维或习惯。

1.转变以往看待世界和社会的观念。这个社会上没有绝对的好与坏，更没有绝对的光明或阴暗，所以，不要完美主义，更不能把社会想象得过于美好。你应该允许有一些不公的现象出现，也应该允许有人天生"命好"，这些外在的因素不应该成为阻碍你开心和积极起来的理由。

2. 全面正确地看待自己。没有人会比你更了解自己，所以，你应该相信自己的能力，哪怕有人提出质疑和否定，他们并不了解你；此外，你要接受来自身边的亲人和好友的鼓励和肯定，相信自己可以做得更好，有自信的人是永远不会落后的。

3. 积极从事富有建设性的活动。压抑会使人变得没精神和懒散，你越是任由压抑发展下去，便越会无精打采，情绪也会更加压抑。所以，现在不妨行动起来，去做一些可以提高你的积极性的事情，重新想想你的兴趣爱好，然后列出一份工作、学习、娱乐、消遣等活动的清单，并在做这些事情时充分享受其中的乐趣，找回自信心。

4. 坚持锻炼。心理学家发现，很多精神压抑的患者都会借助体育锻炼缓解心理的疲劳感，出了一身汗，浑身上下便会倍感清爽，似乎毛孔全部被打开了，内心的压抑感也随之释放，可谓获得了身心的彻底放松。所以，如果你还没有体育锻炼的习惯，那不妨从现在开始为自己制订一套锻炼身体的计划，用跑步、散步、骑自行车或登山等体育运动赶走焦虑和压抑的情绪。

5. 打开心门，拥抱快乐。心理学家已经发现，一个人的行为会影响其情绪，转变行为也会顺利地转变情绪。要知道，一个人如果过于封闭自己，总是埋头于工作和学习，长此以往，势必会感觉枯燥无味，思维变得迟钝，心情也愈发沮丧。所以，赶紧改变一下这种工作和学习方式吧，每天除了做这些事情，其实你还有很多可做之事，比如和朋友一起聚餐、郊游、看电影等，这些社交活动不仅会拉近你们之间的关系，还能将你心中的压抑彻底赶走。

6. 回归大自然。大自然有一种很神奇的力量，比如当一个满腹心事的人面对高山、大海时，他会顿时释怀；一个忧心忡忡的人一旦走进丛林，感受一下那属于自然界的静谧时，便会顿觉身心舒畅；有时候哪怕就是那么一声鸟鸣，都会令整个人为之一振。所以，如果你感觉很郁闷时，不妨去公园走走，有条件的话，最好是去田间地头走一走，或者在河边、竹林中待一个小时，全身心地投入到大自然的怀抱里去，这对压抑心理的调适会起到非常好的作用。

▶ 别让虚荣心膨胀

有调查显示，几乎有90%以上的大学生喜欢假冒时尚族或有钱人，穿的不是香奈尔就是普拉达，大家在追逐名牌的同时，也在不停地谈论着各自的品位。但实际上，也有不少大学生反映，其实那些所谓的名牌，爱上网的人都在购物网站上看过，只不过是仿品而已，可总有人将一个200元钱的包说成是上万元的名牌包。由此，"爱装一族"就在校园中盛行开来。

贾某就是"爱装一族"的成员之一，她经常和室友一起去逛街，有时候买了一件几十块钱的衣服，穿出去有人夸好看，她便毫不犹豫地说："那是，好几百块呢！能不好看吗。"其实同学们也就是随口那么一说，她便当真，还借机"炫富"了一把。有一次，室友实在看不下去，便当场揭穿了她，俩人因此不再说话。后来，这位爱"炫富"的贾某越来越不招人喜欢，朋友也越来越少了。

有调查发现，在这些"爱装一族"中，大家"装"的78%是装时尚、装品位，60%是装有钱，也有部分人是装有权、装有文化、装高雅，甚至装有关系等。

调查人员还发现一个家庭条件不好的学生，每个月的生活费很有限，但他还是省吃俭用，拿这些钱买了一双名牌鞋。心理学家认为，校园中的这些年轻人，当然也包括社会上的一些青年或中年人，他们对名牌或权势等的热衷，其实更多的原因是期望获得关注和认同，但如果过度了，就有爱慕虚荣的嫌疑。而在这些"爱装一族"的背后，都有某些因素在作祟，其中多数还是因为虚荣心理和攀比心理的作用。

心理学家认为，日常生活中做自我包装是必要的，但最重要的是要对自身有个准确的定位。一旦走进误区，就变成了虚荣。所谓虚荣，其实就是被扭曲了的自尊的表现。虚荣心理人人都有，但研究表明，女性的虚荣心理比男性要强烈，是个体为了获得荣誉和引起关注而呈现出来的一种不正常的社会情感。

在这种虚荣心理的作用下，个体往往为了追求面子，追求外在的华丽，不顾自身的现实条件，甚至还会产生一些比较可怕的动机，对自己以及周围的人造成严重危害。也就是说，虚荣心理作为一种普遍的心理现象，出发点往往是要引起关注，包括追赶时下潮流，但这种虚荣心又不同于功名心。

功名心理属于一种竞争意识和行为，是个体希望通过踏实的劳动和工作获得功名的一种心理，在某种意义上，功名心要比虚荣心带有更多的褒义。虚荣心理过强的人通常追求的是华而不实的排场，喜欢攀比，比较浮躁，不能踏实工作，甚至有自负人格，嫉妒心也很强。可见虚荣心理是一种病态的社会心理，是万万要不得的。

有研究指出，虚荣心理的形成不仅与社会环境有关，也与一个人的需求有关。

社会环境因素主要包括社会阶层和地位、社会文化等。社会存在不同的阶层，各个阶层占有的资源比重各异，这使得部分人对自身拥有的资源不满足并试图进入社会高阶层，占有更多的社会资源，而该目标在受到现实的重创之后，自尊心也在一定程度上受到打击，为了达到心理平衡，虚荣心理的调节机制便开始启动了。在社会文化方面，受"出人头地""衣锦还乡""学而优则仕"等观念的影响较深，部分人会选择用自我拔高的方式或通过调整形象的途径来展示自己。

个人需求主要包括个体的生理需要、安全需要、归属感以及爱的需求等，这些归结起来其实就是个人在心理上对自尊的错误理解，认为要面子就是要外表光鲜或排场足够大等，以为有面子才是有自尊。其实这都是对自尊的误解，需求及时纠正，方能克服虚荣心理。

此外，也有研究发现，虚荣心强的人多在人格上有戏剧化表现，比如性格外向、冲动、善变、装腔作势、缺乏真实的情感，他们的情感反应强烈而浓厚等；同时，虚荣心理其实也是自卑、心虚等心理缺陷的一种补偿。

虚荣心理在现实生活中的表现和危害，主要有以下几种：

1. 物质生活方面。虚荣心理强的人往往追求富足的物质生活，主要表现为一系列攀比行为，别人有的自己也要有，而不考虑自身的实际情况，盲目攀比的后果是自食其果。

2. 社会生活中的虚荣行为。部分虚荣心强的人喜欢在人前夸耀、炫富，甚至不惜用吹牛、夸大事实、欺骗等手段来表现自己，诸如此类的炫耀行为都属于病态的虚荣行为。为自己制造一些虚假的光环，活在自我营造的、虚幻的绚丽世界之中，虽然暂时满足了自己的虚荣心理，但迟早有被揭穿的一天，那时候虚荣者就会失去一切，包括身边那些所谓的朋友。

3. 精神生活中的虚荣表现。虚荣心强的人大多嫉妒心也很强，在他们眼里自尊是和面子相联系的。在社会活动中，通过比较在内心世界中逐步建立起一种无人能够超越的自我意识，这种自我意识会再次驱使个体与外界进行比较，别人越不如自己，个体的自尊感就越强，觉得越有面子。

他们已经认定了自己是没有缺点的，所以一旦有人比自己突出，个体就会受挫，产生极其强烈的妒忌心，进而表现出排斥、打击、挖苦、疏远，甚至开始与之进行正面较量；另一方面，为了夺回本该属于自己的"光环"，他们还会在暗中悄悄做手脚等。俗话说，纸是包不住火的，事情最终会有败露的一天，到时候这些人就会众叛亲离。

可见，现实生活中的虚荣心理和行为是必须克服的，因为它不仅威胁到个体自身的生活质量和心理健康，还会给其身边的人以及社会带来危害。

心理学家认为，虚荣心理可以通过自我修复完成，即个体自己可以为自己做心理调适，通常情况下，都能够得到缓解和克服。

第一，全面了解自己，认识虚荣心理。虚荣心理在心理学上属于一种性格缺陷，源自对自尊心的错误理解。自尊心人人都有，每个人或多或少都有点虚荣，但过度的虚荣往往会给自己以及身边的人带来危害。所以，要摆正虚荣心的位置。

如果你对自己的能力和水平有过高的评估，喜欢到处炫耀自己的特长，爱班门弄斧，排斥批评，喜欢赞扬，是虚荣；如果你经常在外人面前炫耀那些与自己沾亲带故的有权有势之人，是虚荣；如果在上司面前好言奉承、时时不忘拍马屁，对同事或下属又冷眼相对，是虚荣；如果家境不好却依旧追求时髦和名牌，到处显摆阔气，是虚荣；如果明知自己有缺点却还是矢口否认，反将责任全部推给别人，是虚荣；见不得别人比自己好，处处都要力争上游，也是虚荣……

第二，认清虚荣的危害以及虚荣与自尊之间的差异。虚荣的人大多外强中干，很少对外界袒露心声，别人或许早就将他看透，长此以往，不仅没有了好形象，也会给自己造成沉重的心理负担，与最初的目标背道而驰。此外，要想克服虚荣，就要正确理解自尊。心理学中的自尊的定义是自我尊重，是个体对自身的社会角色进行自我评估的结果，它主要表现在自我爱护和自我尊重这两个方面，也有需要他人、集体以及社会尊重自己的愿望。

有观点认为，自尊是一种自我价值感，是个体对自己综合价值的一种肯定，建立在社会比较、他人比较、自身成败经历的自我肯定的基础之上。因此，弄虚作假等虚荣行为是与自尊相悖的，是一种不自重、不自爱的行为表现。一个人自我价值的实现和肯定不能脱离社会现实的需要，只有建立在社会责任感之上并且正确理解和认识权力、地位以及荣誉内涵，才能真正做到自尊。

真正有自尊的人从来不会掩饰自己的缺点，他们善于取长补短，敢于进行深刻的自我批评，以便更加完善自我，而不会借用身价高、有权力和地位的亲友去抬高自己的身份，更不会夸夸其谈，把所有的责任和失败都归咎于他人。可见，真正的自尊是在谦虚、真实和积极进取的努力中获得存在意义的。

第三，调整需求。人类的需求有最基本的生理需求，也有更高层次的精神需要。但我们必须知道，在某些时期和某种条件之下，哪些需求是必需的，是合理的，而哪些需要是多余的，是不合理的。对于那些多余的、并不合理的需求不要过分在意，学会知足常乐，由内而外地提升自己。

第四，避免从众。心理学中有一个"从众效应"，指的就是跟随大众的一种心理和行为表现。但从众有好也有不好，对于那些负面的潮流和风尚应该尽量避开，绕道而行。心理学家发现，虚荣心理正是这些不好的负面潮流的消极作用造成的恶化与扩展。譬如，社会上流行一些酒席、婚宴讲排场、讲档次等，而虚荣心强的人往往就不愿"落伍"，便开始不顾自身经济条件和家庭状况，盲目攀比，结果不仅劳民伤财，还导致自己负债累累，可谓损人不利己。所以，克服虚荣心理和行为，避免从众很重要，要站在客观的角度分析自身状况，面对现实，从自己的实际情况出发，摆脱从众心理的负面影响。

▶ 精神空虚是谁的错

彭某是某地方政府的一名处级干部，现在已经50多岁，家庭圆满，工作稳定。但最近一年间，他经常觉得人生没啥意思，精神时常抑郁，还经常失眠，感到空虚无聊，总是不知道自己要做什么，人生有什么意义。

年过半百的他喜欢感叹时光，觉得自己走进了人生的黄昏阶段：首先在外貌上，他真心感叹"岁月是把杀猪刀"，不仅脸上已经布满了皱纹，连头发都花白了，走起路来也很难挺直腰杆，就连身边的人也开始一个劲儿地叫他"老头子""老同志"，甚至连邻居家的小孩都喊他"爷爷"了！

彭某觉得很无奈，心中生出无限感慨，又有许多畏惧，无从表达，内心的空虚感也更重了。不仅如此，彭某的身体已经一年不如一年，总觉得身体使不上劲儿，妻子每次都会提醒他说："你当心点儿！"这句话令他心里难受，从前可没听她这么提醒过自己，如今几乎是每天都要重复这句。彭某深知这句话并非多余，但他就是接受不了。

在工作方面，彭某现在虽然还是一个处级干部，但每次公司在人事方面做调整时，他都胆战心惊。他觉得自己是"提拔嫌老，退休嫌早"的尴尬年龄，每天按时按点地上班，要做的不外乎就是借"调研"提点小意见，不提不行，提多了又担心别人嫌烦，于是就开始怠慢下来，三天打鱼，两天晒网。但这种自由散漫的工作，彭某一下子根本适应不了，心里便更烦了，越是烦躁，就越是无所适从和空虚。

彭某的变化被老伴看在眼里，有一次，两人闲聊，老伴便劝他找心理医生看看，或许有点帮助。于是，彭某走进了一家心理诊所，将自己的情况向心理医生叙述了一番。

心理医生听完彭某的自述，认为他的表现属于心里空虚，主要是由于精神支柱丧失、错误观念或生活发生变化而引起，主要体现在畏老怕老，对周围的一切都持怀疑和否定态度，已经达到了神经质的程度，所以他才会出现失眠和精神不振的现象，是一种比较严重的病态心理，需要及时、准确地治疗，否则将会演变为精神疾病。后来，心理医生根据彭某的情况为他制定了一套治疗方案，并辅以药物治疗。

心理学家认为，空虚心理其实就是一种百无聊赖、精神世界空白、缺乏信仰和寄托的心理现象，甚至有的人还沉溺于各种各样的娱乐消遣，打牌、泡吧，整天过着花天酒地、醉生梦死般的生活。

导致这种空虚心理出现的主要原因有社会和个人两大方面的因素。首先在社会方面，一是社会精神支柱的消失。由于社会精神支柱的消失，使得个体暂时失去了社会信仰，失去了积极心理暗示的来源，让人变得失去进取的动力，而无所适从和茫然。精神支柱能够给人积极的心理暗示，从而激发人们积极进取，但社会不以人的意志为转移，理想的社会模式往往被那些捉摸不定的形态所代替，令人难以适应，在这种情况下，个体很容易出现精神支柱崩溃的现象。

二是个人价值被抹杀。如果青少年总是受制于严厉的管教，成年人长期得不到社会的认可和肯定，或者年老者不能适应自身的转变以及子女不愿赡养等，都会导致个人价值遭受抹杀。

三是社交模式的畸形转变。现实生活中，不管是儿童还是青少年，抑或是中年人、老年人，每个人都需要社交，都需要沟通和友谊，并且在交往中要求遵守平等、志趣相投等原则，否则极易造成一方心理上的不平衡。而在如今的社会环境中，由于政治、地位、经济等方面的悬殊，沟通的矛盾不可避免地出现了。

有钱有权的人往往是孤独的，他们还会把较强的商品意识带到人际交往中去，造成自身难以与他人建立、维护以往的平等友谊；还有些人会将自己装扮成一副强者的模样，自己有难处也不愿被外人看见，并羞于启齿，在聊天谈心时也躲躲藏藏，只能把烦恼放在内心深处，孤独感和空虚感也就越发强烈了。

其次在个人方面，一是自我贬低较严重，自信心匮乏。人们各自生活经历的不同造成自我评价存在高低差异。也许是从小不幸的经历，父母早逝或离异等问题，都会造成一个人产生自轻自贱的认知评价，认为自己从来都得不到关怀和温暖，身份低贱，进而加剧了茫然和空虚心理。

二是对社会现实以及人生价值缺乏正确的认识。空虚的人总是对社会存在以偏概全的认知，把个人利益与之对立起来，当个人利益与社会利益发生冲突时，往往忽视社会利益而选择个人利益。而一旦个人利益得不到满足时，便感到绝望，甚至万念俱灰，加剧空虚心理。

三是精神需求难以得到满足。现代社会，个体生存的物质需求和生理需求基本上都能够得到满足，但社会需求和精神需求往往比较难以满足。有些人付出了努力，但还是达不到预期的目标，便感到沮丧和绝望，严重时还会失去往日的斗志，变得百无聊赖。

那么，一个人如果有空虚心理，会出现什么样的行为表现呢？这些行为又会导致哪些危害呢？空虚心理的行为表现及危害主要有以下几点：

1. 否定一切。这种否定行为在青少年人群中比较常见，主要表现为叛逆、怠慢、蛮横、见异思迁、冷漠等心理现象，不但否定外界的一切，还否定自己。心理学家汤姆·利尔茨认为，儿童在向青少年时期转化的过程中，对外界的关心已逐渐减弱了，主要的关注转移到自己的内部世界。此时，向内部转移是由青少年内在的本能萌动引发，从而落入一种被称为"暴力性的不安世界"之中，即"否定阶段"，在行为上属于"虚无主义"。

2. 迷失方向。精神空虚、情绪低落、紧张、意志力薄弱的人，缺乏根据自身情况作出决定并采取行动的能力。他们不能把握事物发展的客观规律，容易受环境的影响，受到某些不良暗示的摆布等，比如很多空虚的人会选择酗酒、赌博，甚至开始吸毒等。

3. 空虚心理是一种富贵病。空虚心理多在一些"大款"或"富豪"身上出现，因为特殊的家世或身份给他们带来很多意料之外的烦恼，为了排遣，只好采取在刺激中寻找欢乐的方式。

4. 空虚心理也是混日子的一种表现。空虚心理让一个人变得随大流，并且得过且过，没有理想，每天百无聊赖地混日子，不思进取。

可见，空虚心理是一种病态社会心理，需要及时加以调适。心理学家认为，空虚心理如果不是很严重，可以自行做一些心理调适；如果比较严重，要像本节中的彭某一样征求心理医生的意见，并按照心理医生的建议加以治疗。这里向大家提供一些自我调适的小方法：

1. 客观、现实地认识社会存在。正确看待社会的多元化和复杂化特征，看待社会发展的方向要全面，不要以偏概全，要看到主流。也就是说，要认识到社会有积极的一面，也有消极的一面，关键在于你怎么去看，用什么样的眼光去看。

2. 加强意志锻炼。挫折在所难免，逆境也无法拒绝，我们要学会接受和面对，而不是不堪一击。所以，在日常生活中要坚持意志力的锻炼，提高战胜失败和挫折的心理承受力，坚持做到能够在逆境中成长和成熟。在顺境中也不仅仅停留在经济追求的层次上，而是要更加关注精神富足等更高层次的追求，提升把握自身命运与行为的能力。

3. 学习榜样人物。日常生活里，可以多看一些名人传记类的读物，以加强自勉，从中感悟生命的奥秘所在，了解现实与理想之间不可避免的差距，化解消极心态，培养积极心态。

4. 用音乐陶冶情操。音乐是舒缓神经的一大利器，具有严重空虚心理的人可以选择音乐疗法。

5. 积极参加社会实践。积极参与到社会实践中，培养多种多样的兴趣爱好，让生活不再一成不变，不再单调和乏味，久而久之，便能够赶走空虚。

▶ 欲壑难填为哪般

法国人德尼·狄德罗是 18 世纪欧洲轰轰烈烈的启蒙运动的代表人物之一，是当时赫赫有名的思想巨人。他才华出众，编撰出世界首部《科学、美术与工艺百科全书》，另外在文学、艺术、哲学等领域都有卓著的贡献。

一次，一个友人赠送给他一件酒红色的长袍，这件衣服质地精良、做工考究、图案高雅，深得狄德罗的喜欢。于是，狄德罗便穿上了它，还把之前的旧长袍丢弃了。不久之后，狄德罗身着华贵的长袍在书房里来回走动，越发觉得周围的一切都和这件长袍不搭配，陈旧的办公桌让他觉得不顺眼，风格上也格格不入。于是，狄德罗决定把书桌换掉，还叫仆人到市场上买一张与那件长袍相搭配的办公桌。

新的办公桌买回来之后，狄德罗开始神气十足地审视自己的书房，结果马上又发现了一个问题，那墙上的挂毯看起来很吓人，针脚太粗了，和这件长袍以及这张办公桌一点儿都不搭配，于是他又命仆人换掉了挂毯。但是没多久，狄德罗又发现椅子、书架、雕像、闹钟等摆设似乎都显得不搭调，狄德罗就一件件换掉，等到差不多将所有的东西都更换了一遍之后，狄德罗自得极了，他觉得已经拥有这个世界上最豪华、最完美的书房了。

　　但擅长哲思的狄德罗忽然发现，这一切的起因皆源自那件长袍。"我是被那件袍子给胁迫了啊！"狄德罗幡然醒悟，就因一件长袍，为了使得周围的事物与它协调，更换了这么多的物件。后来，狄德罗写了一篇文章——《丢掉旧长袍之后的烦恼》。

　　两百年之后，美国人格兰特·麦克莱肯读到这篇文章，他读后感慨颇多，觉得文章中的故事就是一个很典型的例子。故事揭示的是消费品之间协调统一的文化现象，格兰特·麦克莱把这一现象用狄德罗的名字加以命名，称为"狄德罗效应"。

　　不过，"狄德罗效应"也具有其更深层次的心理学含义，揭示了人类在潜意识中追求一种和谐统一的心理，在相互关联的事物上追求搭配的完美，并且永无止境，所以"狄德罗效应"也叫"搭配效应"，反映的是生活中普遍存在的现象，是人根据自己的能动意识，刻意协调环境、适应环境的一种行为举动。也就是当人们拥有了一件新的物品后，不断添置、更换与之相配套的物品，以此来追求并达到心理上的某种满足感和平衡感的一种现象。

　　实际上，"狄德罗效应"也向我们揭示出另一种现象，那就是人类的欲望是无止境的，很多烦恼均来自欲望，无欲无望便可无烦恼，可天下的人谁没有欲望？没有的时候拼命地想要去追求、去争取，等到拥有之后就开始不珍惜，还想着更好的，似乎得不到的永远都是最好的。这就是人类的欲望。俗话说"欲壑难填"，欲望的坑是深不见底的，想要得到的越多，就越加不满足。

　　现实生活中，我们追逐尚未拥有的东西，等到拥有之后就想要更好的，忘记了最初的想法和那些单纯的意念，变得难以自足、贪婪、好胜，而随着欲望的加深，有几个人是真正感到快乐的呢？所以，合理追求你想要的，得到后就好好珍惜，不要让那无止境的欲望浇灭了最初的理想。

第四章

心灵杀手——战胜抑郁与强迫

　　本章重点分析抑郁症和强迫症两大心理障碍，告诉你引发抑郁症和强迫症的重要原因以及诊断这类心理障碍的标准。如果你有这方面的倾向或者你正在遭受抑郁或强迫症的折磨，不妨看看本章为你提供的心理疗法，帮助你早日走出困境。

▶ 谁制造了抑郁"病毒"

在现代社会中，心理疾病已经很普遍了，只是程度不同而已。人类在社会文明的发展下越来越脱离自然的本性，生活节奏加快，精神紧张，信息量也空前增大，社会关系千变万化，公平的理念与不公平的社会现象形成巨大反差，等等。心理疾病正是在这些复杂的社会现象中逐渐增多并趋于恶化。下面，我们讲述两种最常见的心理疾病——抑郁症与强迫症。

抑郁症患者的表现及病因

抑郁症是近年来在社会上最为"流行"的一种心理疾病。长期以来，整个社会，甚至是抑郁症患者都对抑郁症这种心理疾病持有一种比较片面，甚至是错误的看法。一提到抑郁，大家就会不约而同地想到"丧失进取心""个性软弱""自暴自弃"或"自虐"等。

实际上，医学研究已经证实，抑郁症其实只是一种由大脑某些生物指标改变而引发的疾病，患者通常有常人体验不到的痛苦，旁观者也无法感受其内心的伤痛。有人说抑郁症是一场"精神重感冒"，也有人说抑郁症才是真正的精神疾病，因为它会严重影响人们的正常生活，比如降低行为能力，改变世界观，摧毁人际关系，等等。总之，患者会变得不再是原来的自己。

抑郁属于正常的情绪范畴，在某些能够引起我们悲伤和痛苦的事件中，大多数人都有过抑郁的表现和体验，如悲观失落、对任何事物提不起兴趣、避免与任何人发生接触等。但抑郁的情绪和抑郁症是有区别的，有抑郁情绪的人尚有足够的自尊和自信，即便处在抑郁的状态中，但依然有行为自制力，没有异常行为出现；而抑郁症患者常常对环境不能做出客观、真实的判断，发生偏离社会常规的行为，比如情绪持续低落，感觉绝望，对任何事情都失去兴趣，不能应对正常的生活和工作，甚至产生结束生命的念头。

关于抑郁症的表现，总结如下：

1. 情感症状：几乎每时每刻都处在悲伤、空虚、情绪低落的状态中，对任何事都提不起兴趣，失去了生活的乐趣。

2. 生理症状：行动迟缓，浑身无力，疲劳，紧张，食欲明显增加或减退，出现睡眠障碍，如失眠或早醒。

3. 心理症状：过度自责，自我评价降低，严重时产生绝望、厌世的念头，甚至反复企图自杀。

4. 认知症状：记忆力减退，难以集中注意力，思考困难，犹豫不决，难下决定。

以上症状必须是不间断地持续至少两周或两周以上，并且与平时的表现出现非常明显的反差。它们组合在一起，会形成一个恶性循环，即感到疲劳时，做事少；而事情做得越少，就越是自责；越自责，情绪就越低落，抑郁的症状也就越严重，疲劳也会跟着加剧。

很多患上抑郁症的人也想与之抗争，仅存的一点求生欲望使他们坚持与病魔斗争，有的人赢了，而有的人却输了，还有的人是根本不愿抗争，眼睁睁地看着抑郁将自己吞噬。下面介绍抑郁症患者的病因和心理变化，帮助你更好地了解抑郁，了解自己。

有研究发现，人群中大约有 16% 的人都会在人生的某个阶段被抑郁困扰，受到抑郁症的侵犯。抑郁症是一种高发的心理障碍，素有"精神重感冒"之称；发病的原因至今尚没有确定的说法，基本都是以显著而持久的情绪（心境）低落、言语动作减少和思维迟缓为主要的临床特征。概括起来，抑郁症是生理、心理、社会（文化）等因素相互作用的结果。普遍被接受和公认的病因有：

1. 遗传因素。通过调查研究发现，抑郁症具有遗传性，和患者血缘关系越近，患病的概率就越大，比如直系亲属患病的概率就远远高于其他亲属。

2. 生理因素。患者体内的去甲肾上腺素、5-羟色胺以及荷尔蒙等生物化学物质出现失衡，因为特定的基因影响，导致整个神经系统的运行失常，生理节律也不能正常调节。因而，在抑郁症的治疗过程中，药物能够在这个环节上帮助调节。

3. 心理因素。这种心理因素主要体现为情绪的失落、无助感以及自我认知的消极定位。这种感觉有点类似于"习得性无助"，当多次遭受挫折而无法摆脱之后，当事人就会产生一种消极认知，认为自己无论怎么努力都无济于事，便干脆不再做任何挣扎。抑郁症患者就倾向于这种心理认知，认定自己就是个失败者，无法控制一切，只能受其摆布，甚至当不好的事情发生时，患者也会将原因归咎于自己。

4. 社会环境因素。法国社会学家涂尔干首次提出引发自杀现象的元凶——社会环境因素。他认为，自杀属于一种社会行为，受社会环境因素的影响较大，在一定的社会环境下，自杀的概率较为稳定。而心理学家经过一系列研究也发现，某些社会事件，譬如明星自杀，都对自杀率有着非常显著的影响。此外，当事人遭遇的重大转折或突发事件都有可能导致抑郁的出现。

抑郁症患者的心理变化

有一个轻度抑郁症患者，她很积极地向医生求助，为了防止抑郁症状复发和恶化，她一边进行着自我治疗，一边在医生的指导下坚持用药物缓解病情，坚持了四个多月，尽管过程很艰辛，并且刚开始的时候效果也不明显，但一路坚持下来，她的病情已经好转。

俗话说"久病成医"，这个 28 岁的女孩开始研究起了抑郁症。根据她提供的信息，结合抑郁症的主要特征，这里总结了一些抑郁症患者的心理特征以及心理变化的过程，帮助我们更好地了解抑郁症患者的心路历程。这样才能了解抑郁症并懂得如何去掌控和调节它。

首先是抑郁过程中的总体心理感受。

出现身体疲乏的症状之后，本以为只要好好休息，调整作息时间、恢复睡眠就好了。但没想到情况越来越糟，每天根本就睡不着，体力也就谈不上恢复了。这样就一直处在疲劳的状态，提不起精神和兴趣做任何事情。有时候实在累得不行，觉得自己昏昏沉沉即将入眠时，突然一个心悸，又惊醒了，然后就长时间地难以入眠。害怕与朋友接触，短信、电话一概不回不接。似乎有个小鬼守在睡眠的大门口，只要睡意来临，前脚还未踏进去，那个小鬼就会拿着长矛刺过来，睡意就如惊弓之鸟般飞散了。

脑袋里似乎有一大罐铅，沉沉的，思维也变慢了，说话时连嘴唇都变得不听话了，胸口仿佛有一把火在燃烧，没有力气举手、抬腿，就连拿个水杯都变得艰难无比，有时候吃饭手明明已经把饭菜送进了嘴巴里，但却忘记了咀嚼。很多时候都有自杀的念头，关键时刻总是理智将其扼住。

情绪的低落出现周期性的反复发作，难受的时候只能冲进洗手间，打开水龙头，放声大哭，然后哭够了再擦把脸出去，依旧笑脸示人。总是劝自己：坚持，再坚持一下就好了！可事实上，这一点用处都没有，低落的情绪还是时不时地就扑过来。

其次是抑郁症患者在一天之中的心理变化。

早晨。很多抑郁症患者很晚入睡，早晨四五点钟就醒来，或者更早；甚至还有很多人彻夜未眠，早晨也谈不上醒来，而是直接从床上痛苦地坐起来，看着外面的天色，阳光灿烂会令人沮丧，天色阴沉更使人难过，然后就不知道自己即将要做什么，感觉这又将是煎熬的一天，不想上班或不想见人，于是一个念头闪过：这是最后一天了！

上午。勉强去上班或上学了，但提不起精神，做事也不在状态，听课也听不进去，没有效率——煎熬。

中午及午后。好不容易熬过了一个上午，到了下班或下课时间，该吃饭了，但吃饭又是一种煎熬，勉强吃一点；午饭后似乎精神会稍稍好一点，心理上也没有很多压力了，这种心理转变是极其缓慢的，没有任何外在因素，完全是患者的一种心理感受，早晨起床时的那种生不如死的感觉也渐渐淡化了。

下午至黄昏。下午四五点至黄昏这段时间，精神状态会很好，身体的疲乏感也稍稍减轻了，对事情也产生了一点兴趣，开始想与人交流，并且会主动去找些事情做。

晚上。晚饭后也许是这一天中最好的时候了，似乎所有的阴霾都被驱逐殆尽，交流过程中根本不会被视为抑郁症患者，简直与正常人一样。

睡前。躺在床上之后，开始想很多事情，包括担心睡不着，害怕明早又会早醒，恐惧早晨醒来之后的心情，拒绝迎来第二天，等等。于是，反反复复的担忧和恐惧，焦虑情绪再起，这是第二天抑郁的前兆。

▶ 走出抑郁的阴霾

驱除愤怒

有研究发现，抑郁或许来自当事人对自己的不满和愤怒。试想，当我们对外界的种种感到不满甚至愤怒时，却因为各种条件的限制而无法及时发泄，这个时候有些人就会把这种情绪转向自己。常常有一些处在抑郁状态的人，心中明明很不爽，但不知道该如何表达，也许他们根本不知道自己是对别人愤怒，结果自己就成了被攻击和贬低的对象。如果这种情况得不到缓解和消除，抑郁的症状就会越来越严重。

实际上，愤怒只不过是一种情绪。我们在生活中经常要应对很多种情绪，所以它本身并非特别严重，只要学会表达和发泄愤怒的方法和途径就可以了。

关于表达愤怒情绪的途径，什么是适当且有效的，这个很关键。通常情况下，愤怒不可肆无忌惮地发泄，因为那会伤害到其他的人，但如果只是将这种愤怒压在心底，它就永远不会消失，而总是试图以各种形式爆发出来，比如抑郁、头昏等。所以，发泄愤怒情绪要找到一条适当而有效的途径。

第一，在心里问问自己：我是否有所期待？究竟希望对方做点什么？我想通过愤怒来表达什么？愤怒的背后往往潜藏着某种欲望，我们之所以愤怒，是因为对对方有所期望，而这期望却与现实存在差异。我们的期望没有实现，这种落差就导致了愤怒情绪的出现。此时，如果我们表达这种情绪的方式是：劈头盖脸地将对方骂一顿，然后转身走人，对方见我们如此，谁还乐意再顺从我们的意愿？这其实是与我们最初的期望相悖的。所以，当愤怒产生时，不妨将我们最初的期望直接表达出来，和对方进行协调沟通。

第二，再问问自己：我是真的对他感到愤怒了吗？原因是否正如我所说的？心理学家发现，引发愤怒情绪的对象有时候和愤怒的发泄对象并不一致。也就是说，有时候我们愤怒的真正原因并非如我们自己所说，而是另有因由，但对方却不幸地成了我们发泄的"替罪羊"。

第三，基本的需求和欲望得不到满足，也会衍生愤怒。我们是对全世界都不满，还是只对某个人、某件事感到不满？某个情境或许令我们感到深深的伤痛和无助，但我们会去责备这种情境吗？如果感觉到周围没有人关心你，没有人爱你，觉得只身一人、孤独无依，生活里没有快乐和爱的话，发泄愤怒的最好方式是寻找获得爱与快乐的途径，而这种愤怒越是发泄，就越是令你痛苦。

第四，愤怒有时候源自爱和感激。这类积极的情感往往也会促使我们产生愤怒的情绪。比如，你因对方的某个举动而生气，感到不可遏制的愤怒，但依然能够感觉到自己仍在爱着对方，那这种愤怒往往是因为爱得深切。此时，应该换个角度表达，将愤怒演变为爱的方式发泄出来。此外，没有安全感和不自信同样也会引发愤怒，不妨尝试使用积极而有效的表达方式，这会提高我们的自尊感。

第五，当我们是因为成为别人愤怒的"替罪羊"而感到愤怒时，可以试着问问自己是否一定要接受这种安排，一定要因此而感到难过吗？答案是不必，这样你就成不了那只"替罪羊"。

第六，不要用愤怒去掩饰自己受伤的事实。这种方式很特别，但我们受到的内伤也会很大。我们其实不必为了面子一定要去与对方斗个你死我活，这种斗争所产生的情绪刺激便是愤怒。生活中，无论让我们感到愤怒的原因是什么，都不要盲目地将其放大，我们要做的是解决矛盾和问题，而不是一定要在气势上获得胜利。

第七，学会记录愤怒。可以用一个小本子，把我们在不同情境下所产生的不同程度的愤怒记录下来，这样有助于理清愤怒的各种类别，分析在何种情境下适合表达愤怒、如何表达等。有些时候，我们的愤怒只是一时冲动，属于短暂的愤怒，使用一些小技巧就足以发泄；但也有部分愤怒属于长期积怨的结果，这就需要尝试使用不同的方式去解决了，比如直接告诉对方你是因为什么而生气的，或者自己寻找一种有效的排解渠道，如挤压橘子、拍打沙包、跑步、在无人的地方大喊大叫等。而不管采取何种形式，都不要运用暴力或者是口头辱骂，因为这样不仅不会使愤怒消减，还有可能带来更多的愤怒和伤害。

第八，当你不想用其他形式发泄愤怒时，不妨拿起你的笔，准备一张纸或一个本子，像记录各种愤怒时那样，将对方的种种不是全部写下来，心里想象着这是写给那个使你愤怒的对象的，或者是投给某个报社的，把内心的愤怒情绪尽可能细致地发泄在纸上，必要的时候你还可以大声念出来，直到火气全消为止。

第九，当愤怒产生时，也不要担心和害怕，更不能压抑。抑郁症患者最忌讳的就是过度压抑自己，那只会令自己变得更加抑郁。这时候用合理的方式发泄就行了，比如数数、转移注意力等。如果你坚持使用有害的方式发泄愤怒，那就另当别论了，此时愤怒或许还会酿成一桩悲剧。

第十，就事论事。令你愤怒的是某件事而不是某个人，这样去想就会好很多。在愤怒过后，可以试着去分析那些令自己愤怒的真正原因是什么，必要时可以找一个朋友（最好是持中立态度的人），将你心中的感受如实说出来，让对方帮你分析和清理。当真正找到了那些总是能够令我们愤怒的源头时，也就找到了避开愤怒的途径。同时，还帮助我们将愤怒的能量转换为重建自我的动力。

总之，及时地排解和表达愤怒有助于心理健康，也是减少抑郁、降低抑郁症发病率的有效途径之一。愤怒情绪的最佳发泄方式要以适合自己为主，也是值得我们每个人去研究的问题之一。需要注意的是，假如在表达愤怒的过程中，你没有很好地控制自己，或者因为你的愤怒而给别人造成了伤害的话，也不要过分自责，因为这只会令你变得更加压抑，心理学家建议，此时最好的办法是拿出你刚才愤怒时的魄力来，去向对方道歉。

勇敢做自己

有研究发现，大部分患有抑郁症的人都害怕做自己，他们不敢满足自我的要求，忽略自我价值，处处以他人为中心。所以，要想摆脱抑郁，有必要重新找回做自己的勇气。

1. 抑郁人格的成因和表现

如果你谦虚，愿意无私地服从和配合别人，恐惧变成一个独立的自己，甘愿被人摆布，甚至质疑自我的能力，没有安全感和归属感，富有同情心且感同身受，害怕被抛弃，恐惧分离……实质上，以上性格的核心特质就是不敢做自己，不愿满足自我的要求，一味地忽略自己。

强烈的依赖感促使其追求与他人之间最佳的亲密感，越是亲密无间，他的内心就越安全。如果是恋人，最好是那种"你中有我，我中有你"的感觉。为了追求这种亲密感，他会倾尽所有去付出；但一旦距离产生，他便会感到无措，有被抛弃的感觉。这种疏远和离开对他来说也意味着将要失去，那即将面临的就是孤独和落寞。

为了挽回形势，他会竭尽所能地去依附对方，满足对方的所有要求，也会通过提供避风港，以给予关爱和照顾的方式，让对方来依附自己。不管何时何地，只要他能感觉到自己不会被抛弃，就是安全的。遇到双方意见不一致的情况时，即便他极其不情愿，也依旧要维持好"和平"……总之，这种性格特质被心理学家称为"抑郁人格"，最显著的表现就是不敢做真正的自己。

有研究发现，这种人格受孩童时期的环境影响，尤其是受母亲的影响居多。一般情况下，母亲的两种言行表现会促使抑郁人格的形成，一是冷酷的拒绝，二是过分的宠爱。

如果孩子总是遭到母亲的残酷拒绝，那在他的心里就会产生一种卑微的念头，认为自己是那么的多余，甚至就是一个累赘。他渴望与母亲亲近，却一次次地遭到拒绝，内心的罪恶感也就渐渐萌生。即便日后不再做出尝试，但那种卑微感已经形成，他更愿意将自己包裹起来，把最真的自己封存起来，不再提出要求，只是服从和依附。

如果孩子受到母亲的过分宠爱，无论是在精神上还是在生活上，都给予他无微不至的照应，久而久之，孩子会失去自我发展的机会和能力，也就失去了培养独立个体的意识，慢慢地就养成了依附的习惯。当然，随着年龄的增长，尤其在青春期，这种独立意识会逐渐复苏。在该阶段里，独立意识会站出来反抗，在反抗的过程中自然会遭到母亲的打压。他也会由此而产生一种负罪感，逃不出母亲的宠爱，最终也就不想再逃了。

由此可见，具有抑郁特质的人格在幼年时期就埋下了根基，以他人的需求为主题，认为处处以他人为中心才是最正确的选择，这种思维模式一直贯穿在他的生活中，最终迷失自我，不敢表达真实的自己。

在爱的相处模式中，抑郁人格的人爱对方的方式更甚于对方爱自己，也即"我爱你，但这与你无关"，而亲密行为才是换取其内心充分的安全感和归属感的根源。为了获取爱，他可以放弃任何东西，包括自己的爱好，时间一长这些爱好连他自己都忘记了。不能集中精力做一件事，也很难记住一些东西，于是就觉得自己不够聪明，甚至陷入自责。

心理学家发现，这类人表面上没有任何攻击性，因为他们几乎把所有的不满和愤怒都转向了自己。他们希望周围的人开心，但也妒忌那些能够得到很多东西的人，这种妒忌并不会直接显露，而是被转化成道德层面的东西。接触过这类人的人们都知道，他们常常用十分深邃的目光、忧郁的眼神，沉默地传达一种十分隐蔽的攻击——使对方深感自责。当然，他们是不会忘记惩罚自己的，反复惩罚自己的后果就是陷入焦虑和抑郁。

2. 如何尝试做自己

了解了抑郁人格产生的缘由和表现之后，也就大致清楚了改善这种人格特质的途径。勇敢地表达自己，做真实的自己，大胆地去满足那些发自内心的需求，不要把别人当作生活的重心，敢于大声拒绝。

第一，我们要知道，每个人都是一个独立的个体，任何关系都是建立在相对独立的基础上的，不存在任何依附。人类虽然不能摆脱群体过独居生活，但这并不意味着我们不能独处，人际关系不是靠依附和顺从就能够长久维系的。注重自我发展，才是获取永恒的健康的人际关系的最佳途径。别人喜欢你，不是因为你为他做了什么或放弃了什么，而是认为你是值得喜欢、值得交往的。你独具个性的人格魅力才是吸引对方与你交往的关键。

第二，我们不需要去取悦任何一个人。当你真正获得独立意识和独立人格之后，便会立马发现，很多人都喜欢独立的你，而不是那个只懂得一味取悦他人的你。你要为他人着想，这是善解人意，但不能过分放弃自身利益，更不能超越限度。"物极必反"，任何超过限度的事物都会朝着相反的方向发展，结果总是事与愿违。

最后，去尝试一下吧，把以上认知全部化作行为，问问自己"我想要的究竟是什么？我做这件事是否会得到我想要的？还是只是因为那是别人想要的？"当你意识到那并非你的需求时，果断地告诉自己："我不该如此牺牲自我！"当你这样做了，你会发现，事实上那些真正喜欢你的人并不会因此而离开你，反而更加喜欢你了。假设有人因此离开了你，那只能说明他一直都在利用你，利用你的这种特质去满足自己的要求。身为一个成年人，你也应该知道，他们并非真正意义上的朋友，走了又何妨？重要的是，你最终会觉得很轻松，状态很好。

赶走抑郁的心理练习

练习一：及时做好心理强化工作，撇开抑郁偏见

否定自己，这是有抑郁情绪或患有抑郁症的人最常见的一种心理。心理学家建议，做好自我强化，有助于缓解这种情绪，帮助抑郁症患者更好地找回自信。

很多患有抑郁症的人对抑郁症存在一定的偏见，这会给自己带来双重痛苦，越来越难以面对现实。抑郁症患者自身的消极情绪和行为甚至还会不断加剧病情，结果适得其反。要知道，抑郁的成因有很多，是多种因素综合作用的结果，而单一事件往往是抑郁症发病的导火索。所以，在日常生活中应该不断地做心理强化工作，及时强化自己的积极情绪与行为，减少抑郁的成分，直到症状最终消失。

1. 坚持进行正常的日常活动

抑郁症患者并非完全不能从事工作，如上班、做家务等日常事务依旧可以进行。但如果因为抑郁停止一切活动，对病情一点好处都没有，只会增加其无助感和自责感。所以，只要还能坚持就坚持吧，这样才不会使情绪更加低落。

2. 及时地肯定自己

无论这一天你做过哪些事情，都要及时地给予自己肯定，千万不能处处为难自己。有条件的话，还可以写日记，把美好的东西都记在日记里，每天坚持，生活便不会枯燥。

3.尽量避免谈起消极的话题

抑郁最忌讳的就是消极的东西，自己尽量不要提及，周围有人提及，要立即理智地站起身离开。

4.给自己制订符合实际的计划

睡觉前考虑一下明天的计划，也可以写在日记本上，但计划不要超出你的能力范围，但也不能过低，能够给自己增加自信的计划最好。

练习二：用"轨迹法"回忆幸福往事

有研究发现，如果抑郁症患者能够远离消极情绪，被积极情绪充分感染，会有效地改善低落的情绪，通过自我肯定的具体细节缓解抑郁症状。而这种方法就是借助引导患者唤起一些积极、正面的记忆。

英国医学研究委员会认知和脑科学小组博士蒂姆·达格利什及其同事认为，"轨迹法"能够帮助抑郁症患者顺利地回想起很多美好的事情。这种"轨迹法"原本是人们用以加强记忆的一种方法，即将记忆中的生动画面和一些具体的标志联系起来。"轨迹"也就是位置或地点，当事人只需要选取一条自己熟悉的路线，再将这条路线中出现的路标按顺序记录下来，在练习记忆的时候就可以把需要记忆的事物依次放在路标处。这样一来，人们只要能够回想起那条熟悉的道路上依次出现的标志，就可以顺利地记住需要记忆的东西。

同时，他们就"轨迹法"进行了实验，通过帮助抑郁症患者回忆起幸福的往事，进而改善抑郁情绪。主要方法是：抑郁症患者需要回想曾经发生过幸福事件的地点，再把需要回忆的东西和类似的地点联系在一起，然后在回想起某些具体的地点时，自然回忆起那些幸福的往事。

实验的过程中，抑郁症患者被分成两组，第一组被要求运用"轨迹法"建立与其记忆有关的联系；第二组作为参照组，被要求使用"排练法"进行联想训练，即依据相似性进行类似记忆的搜索。这些接受实验的患者都按照各自的方法进行了回忆，并且尽力地回想起十五种正面的记忆。

结果显示，运用"轨迹法"联想幸福往事获得的积极情绪，要比使用"排练法"的效果更好，抑郁症患者的情绪也较快地得到了缓解。

练习三：培养积极心态

积极的情绪是帮助抑郁症患者早日康复的宝贵财富。由此，心理学家呼吁抑郁症患者要尽己所能地培养乐观积极的心态。

有研究发现，抑郁症患者的思维模式一般都有三大特征，即稳定性、内在性和概括性。稳定性是指，患者总是认为无论自己怎么努力，事情都已改变不了；内在性是指患者的自责，将很多错误的原因都归咎于自己；概括性指的是患者的抑郁情绪会影响到生活的方方面面。但这并不是说，具有以上特质的人就一定是个抑郁的人。

环境的无助和内心的无望是导致抑郁的重要原因。容易感到无望的人总是在想着自己即将面临重大的、无法避免的不幸，自己无法控制，也得不到他人的救助，当不好的事情发生时，他们也总是会得出关于自己的不好的结论，比如"我真没用，我实在没有任何价值！"如果这件不好的事情在不久以后和另外一件事有联系，他们也会认为后者是由前者引发的。这些其实都是悲观者的心态，乐观的人几乎不会让自己陷入抑郁的情绪。

既然如此，那就从现在起，拿起纸笔记录下你生活中的好事，然后告诉自己"这件好事也有我的功劳，如果没有我，说不定还没有这么完美""这件好事会在将来带来更多的好事、更多的好运，是我让这件好事发生的"。相信不久，消极心态就能得以扭转，并朝着积极的方向发展。

练习四：避开抑郁的思想误区

20 世纪 70 年代，美国宾夕法尼亚大学医学院精神病学教授阿罗·T·贝克组织了一个情绪研究小组，他们由抑郁症患者的情绪背后的认知入手，进行深入研究，发现患者容易在情绪认知方面出现紊乱，认为当患者在感到抑郁或焦虑时，其实是在使用一种非逻辑性的、消极的思维模式进行思考，这就不可避免地陷入思想误区，采用一种自己打压自己的方式行动。由此，他们提出了认知疗法，以此来帮助患者更好地认识自己，了解自己的思想误入的禁区，进而更好地改善情绪，找到缓解抑郁的途径。

练习五：逃离灰暗领域，寻求希望

患者情绪上的抑郁体验大部分来自绝望，感觉身处灰暗地带，难以自拔，抬头又寻找不到光明和希望，每一天都会变成煎熬和折磨。乐观的人为什么永远如此开心和积极向上？那是因为他们对自己、对未来有期待，他们看到的永远都是明媚的天空。所以，引导自己脱离灰暗地带、看到光明很关键。下面是心理学家给出的一些建议：

1. 接受现实，建立积极的自我认知。计划永远赶不上变化，别轻易给自己下定论，即便你已经知道自己患上了抑郁症，也不要担心和恐惧，要相信自己完全有能力战胜心理障碍；更不要总是贬低自己，你没有那么差，想想从前的你，那么多优点和吸引人的地方，为了你更好地认识自己，现在就拿出纸笔，一一列出你的优点，记录下每天发生的幸福的、有趣的事情。经常看看窗外，那些阳光灿烂的日子，难道你不想出去走走吗？你曾经和爱人（亲人、好友、孩子等）一起出游的日子是那么快乐和幸福……

2. 告诉你最亲近的人。得知自己有了抑郁倾向或患上了抑郁症时，千万不要一个人独自承担，坦白地告诉你身边的人，不要担心这会影响你们的关系，因为你要相信他也希望你好，向他求助吧！也给自己一个精神依靠，你们一起努力赶走抑郁，必要时一起去向心理医生求助，并积极配合治疗，相信不久就会找回从前的自己。

3. 对自己表达理解。你要去了解一些抑郁的知识，正确认识自己目前所处的状态。当被抑郁情绪困扰而不能正常完成任务时，千万不要责备自己或感到愧疚，对自己好点，安慰并理解你自己。

4. 为自己创造一个希望。世界很大，有抑郁症的其实并不是你一个人，它也不是不治之症。很多名人，比如林肯、丘吉尔等，他们也都有过抑郁的经历，在一段艰辛的与病魔抗争的历程中，他们不是都获得了成功吗？所以你要对自己有信心，给自己一个希望。

练习六：树立积极信念，做好应对病情反复的准备

研究发现，在重度抑郁症患者中有 80% 的人会面临病情复发的挑战，有一半的人抑郁症发作的次数都在四次或四次以上。因而，如果你是重度抑郁症患者，首次治疗取得了成效后，也不要就此放松警惕，既要做好充分的心理准备，又要在复发之前的这段时间内，把自己的生活状态调整到最好。

1. 积极培养兴趣爱好。病情好转之后，你会感到生活的颜色都变得不一样了，再也不像以前那么灰暗了。为了保持这种好状态，不妨为自己培养一些积极的兴趣爱好，多做一些有意义的、积极的事情，让心情每天都维持在愉悦状态，自然就把抑郁的情绪拒之门外了。

2. 继续维持药物治疗，对未来病情发作的情况做好准备。对于重度抑郁症患者来说，在病情首次得到控制以后，如果立即停止用药，抑郁很可能会很快复发。因为失去了药物的作用后，身体分泌的神经化学物质不足以维持自身平衡，导致病情出现反复。因此，千万不要自行做决定，应该在医生的许可下停药。此外，还要积极调整心态，正确认识病情，对将来会出现的病情反复做好准备，从第一次的发病中总结经验。

3. 在抗抑郁的历程中重新认识自我。有研究显示，大学生群体自杀现

象的背后潜伏的一个最大的凶手，就是抑郁。综合分析该群体的特征会发现，他们正处在生理和心理的转变时期，在以往的生活和学习环境中，并未接触到很多现实问题，那时他们只要关心学习成绩就可以了。但在大学时期就不同了，各种各样的考验纷至沓来，对于一部分心理素质脆弱、还没有做好转变准备的大学生来说，情绪上的起伏会更大。

但抑郁的情绪其实也未必完全是坏事，反倒可以帮助患者迅速看清自我，建立自我同一性，并最终形成"我就是我，原本的我"的认知状态。因此，经历过一次抗抑郁历程的人就更加应该明白，你就是你，是不一样的你，为你的人生树立一个目标，让真实的你重新拥有美好生活。

▶ 匪夷所思的强迫行为

"始终如一"的人

生活中其实常常会有这样一种人：他们几乎每天吃饭都去同一家餐馆，点同一种饭菜，从未更换过，有时候去吃饭前会告诉自己：今天要换一家餐馆，换一种口味的饭菜，结果到做决定时，又不由自主地选择了同一家餐馆、同一种饭菜。于是，身边的人会问："其他饭馆的菜也挺不错的，你怎么不去？"或者："你老是吃同一个口味的饭菜，不腻吗？就算你觉得不腻，但也要讲究营养均衡啊！"但他们就是喜欢，只要那家餐馆还在，他们就可以永远坚持下去。

不只是吃饭，平时逛街他们也会去同一个地方，去固定的几家服装店选衣服，款式也是千年不变的样子。如果这家店里刚好还有鞋子、手提包、围巾等，那他们会全部在这家店买了。周围的朋友又感到奇怪了："你怎么不去别家看看？最近出了很多新款式呢！"但他们还是摇摇头：

"懒得去，我就是喜欢这家的。"更夸张的是，他们会一个星期坚持穿同一件衣服，同事们感到诧异："这也太夸张了吧！"其实，他们只是在不知不觉中就买了五套同一种款式、同一种颜色的衣服，然后在一周里轮换着穿。

对于以上情况，有人很难理解，喜欢一样东西就必须坚持那么久吗？何况在现代社会，每天都有不同的、各种各样的新鲜事物出现，连饭菜都是要变着花样做顾客才喜欢呢，衣服的款式就更不用说了。但他们为什么就能够这样"始终如一"？

事实上，这是强迫倾向的一种表现。心理学家认为，每个人其实都会有不同程度的强迫倾向，在对外界环境的适应过程中，内心总有个声音在说"要这样，别那样"，或者"你应该这样"。而在现实生活中，有些人明明已经走到了楼下的公交站，却还是一直查看自己是否忘记带手机和钥匙了，或者直接返回去查看大门是否已锁好，窗户是否已关好，煤气是否已彻底关掉，等等。

有研究发现，如果有一堆杂乱无章的纸屑摆在有强迫倾向的人面前，他会变得焦虑不安，没有办法专心做事，一定要将其按顺序捋好放置后，才稍稍安下心来。以上其实都是具有强迫倾向的人的行为表现，程度轻微、持续的时间也不长，不会引起严重的情绪障碍，均属于正常的行为表现，而非真正患上了强迫症。

生活中类似的现象还有很多，比如有的作家搞创作，非要有一包巧克力和一罐啤酒的陪伴，必须要戴上耳机，让耳边萦绕着曼妙的旋律，以上条件缺一不可，完全具备了就会文思泉涌，灵感无限；有的上班族一坐在电脑前就打瞌睡，一天里非要喝上一杯拿铁，才能神采奕奕……实际上，这些看似一个人的习惯，其实都是一种强迫思维，一种心理上的强迫性依赖。

你有没有手机强迫症？

国外有很多研究机构纷纷针对手机进行了研究，结果发现它除了具备众人皆知的强大的通信功能以外，还在一步步地威胁着人类的生活质量和身体健康状况。此话怎讲？

原来，根据英国的一家调查机构提供的数据显示，已有60%的年轻人和37%的成年人表现为"对手机高度上瘾"；其中有60%以上的智能手机用户，即便在睡觉时也要拿着手机玩一会儿才能入睡，30%以上的智能手机用户会在外出时不断地查看自己的手机。他们对智能手机的依赖度和需求度已促使他们认为：离开了手机，他们就会与世界（包括亲朋好友）失去一切联络。而美国的一项研究也指出，每一个智能手机用户平均每天都必须查看手机34次，频率最高时可达每十分钟查看一次。

这就是所谓的"智能手机强迫症"。那些拥有智能手机的用户经常会下意识地开机、查看信息、刷微博或玩游戏等，但每次查看手机都不会超过30秒，期间仅仅是解锁，再打开手机里的某一个应用程序，然后再关闭屏幕而已。

心理学家研究发现，如果人类过度地依赖智能手机，长此以往，会降低其思维能力和思考动力；与此同时，还将渐渐丧失利用休闲时间放松身心的意识。尤其是在如今智能手机强大功能的诱惑下，曾经的书本全部变成了电子书，浏览网页、聊天、看电影、网购等，也都变成随时随地可以进行的活动了。只要有WIFI存在的地方，智能手机的强大功能就从未被忽视过。

但这些强大功能的诱惑力却促使人们渐渐忽略了自身健康，将玩手机误认为是放松身心的方式之一，却不知道长时间盯着手机屏幕会使眼睛酸胀，产生颈部、手臂肌肉的疲劳，甚至受损。也许会有人认为，反正一时半会儿还睡不着，玩玩手机说不定就容易入睡了，但殊不知越玩手机就越难以进入深度睡眠，导致入睡时间延长，严重的情况则是导致轻度神经衰弱。因此，为了健康考虑，还是应该离智能手机远一点。

有心理学家研究指出，沉迷手机、具有手机强迫倾向的人其实是因为内心缺乏安全感。智能手机是现代科技发展的必然产物，代表着科技发展方向，但它在带给人类正面影响的同时，不可避免地会产生负面作用。沉迷在手机世界里的大多数年轻人，都会忽略身边的很多人与事，导致人与人之间的正面沟通和交流减少，反而是网络交流更多了。从心理学的角度看，这种完全沉浸于网络和手机构成的虚拟世界中，同那种反复翻看手机的表现，其心理实质是一样的，即内心缺乏安全感，表现为情绪上的焦虑不安。

在心理学中，强迫症的主要表现是：明知没有必要这样做，可就是没有办法控制。有智能手机强迫倾向的人或许根本就不知道自己在如此频繁地使用手机，或者他们大多知道自己没有必要总是查看手机，但有些时候就是没有办法控制，看上去俨然成了一种下意识的习惯。当然，这里面并不排除有虚荣心理的作用，比如在人人都玩着手机的场合。以上更多的是为了满足心理的需求，而非真正意义上的强迫症。

晚睡强迫症

在心理学上，晚睡强迫症是因受到强迫思维的困扰而难以入眠；同时它也是睡眠障碍的一种，如果站在健康的角度来看，它和手机强迫症一样影响人体健康。

有晚睡强迫症的人是对睡眠有恐惧感，或者是在睡前产生强烈的兴奋感，生活中会有反复强迫"不睡"的思想观念，也带有轻度焦虑。不过，这类人的行为能力并未出现下降的情况，而且自制力也非常好，更多的是知道自己应该睡了，不然会很痛苦，但就是无法摆脱焦虑或难以抑制神经上的兴奋状态，最终导致迟迟无法入睡。

比较典型的表现是，明明已经很累了，但还是要坚持打游戏或逛网站，有的人是看书、看电影等，没有什么重要的事情，但就是不愿睡觉。心理学家将其视为"拖延症"的一种。常见的症状有：

1.白天忙着工作，晚上忙着"放松"。对于上班族而言，白天在单位忙着工作，就盼着早点回家好好放松一番，但晚上的时间往往并不足以让他们彻底放松，比如吃饭、上网、洗澡、玩游戏等，一放松就到了凌晨一点或两点，直到实在坚持不住了，才不得不睡觉。第二天在闹钟声中再次开始一天的单位生活，双眼都是血丝，每次犯困的时候都警告自己"今晚一定得早点睡了"，但一到晚上还是不由自主地"放松"到一两点。

2.12点之前无精打采，12点之后神采奕奕。也有不少人会在12点之前感到疲惫，觉得做什么事情都没有效率，比如有些从事文字工作的人，但只要到了某个时间段，他们做事就会效率加倍。于是，在最困的时候他们往往强迫自己不要睡觉，而在最应该休息的时间段又倍感精神；可实际上，他们白天也有工作，夜里要忙到三四点，早上还是要按时起床上班，如此循环，使他们越来越疲惫。好多次白天困意袭来时，也非常后悔自己睡得太晚了，但当天晚上他们还是无法控制自己。

3."夜猫子"生活成为习惯。工作、生活所迫，为了缓解压力、打发时间等种种因素，导致现代年轻人养成了晚睡的习惯。心理学家认为，当熬夜变成了习以为常的事情，人们非要等到身体支撑不住时才恋恋不舍地入睡，这其实正是强迫症的一种表现。

从身体健康的角度分析，不规律的睡眠习惯实在有害健康，由此引发的一系列心理压力也会导致人的免疫力降低，内分泌失调，容易被感冒袭击，患肠胃感染等疾病。此外，长期熬夜还会导致失眠、健忘、焦虑、易怒等症状。

美国国家健康研究中心指出，熬夜是向自己的健康进行的一场赊债赌博，而筹码就是人们的睡眠。那么，晚睡究竟会给人带来哪些伤害呢？

心理学家指出，睡眠是仅次于健康饮食与体育锻炼的直接影响人体健康及寿命的一大关键因素。有时候也许仅仅是多睡了一个小时，我们得到的并不只是更加充沛的工作精力，还有挽救我们生命的机会。生物节奏研究专家发现，睡眠的不足会积聚累加，最终导致健康系统崩溃，有些癌症和肥胖症其实都与晚睡有关系。长期熬夜的人和坚持早睡早起的人相比，前者比后者患癌症的概率要高出好几倍。因为熬夜使睡眠节奏发生紊乱，影响了细胞的正常分裂，进而促使细胞突变，产生癌细胞。

对于强迫症的诊治，专家建议的方案是"暴露不反应"，譬如让一个有洁癖的人去触摸脏东西，坚持不让他洗手，由此衍生的焦虑情绪会在半个小时后自然消失。在这个方法中，你可以学到一些改变强迫行为习惯的小技巧。

1.试着和自己说话。如果晚上到了睡觉的时间，你明明知道确实可以睡觉了，并且身体和大脑也在警告说："该休息了！"但依旧有另外一个声音在呐喊："不能睡，你还要去看看微信里是否有留言……"或者"再等会儿，你还可以再逛逛论坛……"此时，你应该清楚地知道：这是强迫症，晚睡强迫症正在迫使你进行强迫性思考。

于是，试着和自己说话："这不是我的本意，我不能让强迫症左右我的睡眠时间。"如此一来，便可以增强你对强迫思想与行为的抵制。需要注意的是，这种方法要长期坚持，因为强迫症往往是人的心理问题，一次两次是不能彻底解决的。

2.转移注意力，加强抵制。如果你知道自己的某些行为属于强迫症状，可以先把焦点转移到别的事情上去，哪怕是短暂的几分钟也可以。

然后再找到特定的抵制方式，比如在睡前喝杯热牛奶、洗个热水澡等，只要是有助于促进睡眠的方法均可，关键是要适合自己。

当你即将昏昏入睡，大脑又开始说"不能睡"时，一定要冷静地告诫自己，那是强迫症在作怪。你可以将它视为你坚决要反抗的对象，它的话或指令，你坚决不能接受，否则你就会变成它的奴隶。

坚持采取以上方法，终会迎来胜利的一天。心理学家认为，当你意识到强迫症的存在并坚持与之抗争时，就意味着你已经接纳了强迫症，接下来最好是轻视它。告诉自己：那只是一个可笑的想法，我怎么可能不睡？太可笑了，你以为这样就可以强迫我吗？当你一天天坚持下来，慢慢地就会发现自身行为的改变，进而逐渐恢复到比较正常的作息时间。

▶ 解读"强迫症"

强迫症及其临床表现

读到这里，我们已经对生活中的强迫行为有了一定的了解。不管是始终如一的选择，还是手机强迫症、晚睡强迫症，都是日常生活中较为宽泛的说法。那在心理学上，严格意义上的强迫症是什么呢？

有一位邹姓中年男子，他最近迫不得已前去求助心理医生，并向医生讲述了一些关于自己的强迫表现。他说自己在做事情时总是犹豫不决，一个决定必须前前后后、反复思考几十遍，才能下决心，有时候甚至还需要更长的时间。有些念头在他的脑子里反复出现，明知没有必要，却总是不由自主地去想。

由此，近两年来他都感觉特别痛苦。工作时经常会因为脑子里忽然冒出来的念头而分散注意力，总要把这个念头彻底打消，才有心思工作，为此他没少被批评，甚至炒鱿鱼。最近准备考研，他拿起书本来往往看了半天，一个字都没记住，而那些不该记的他却记得非常牢固，为此他常常自责，十分焦虑不安。

有一次，他在公交车上不小心踩到了一位年过六旬的老人的脚，深感愧疚，一遍遍地说对不起，老人表示没关系，但他还是在距离老人下车地点两站的地方下车，四处寻找老人，后悔自己道歉不够诚意，应该买点东西到对方家里诚恳致歉，越是这样想，心里就越是难以平静……

还有很多次，他在新闻上看到煤气爆炸、大桥断裂的事故，于是他就开始天天担心自家煤气爆炸，为此他得反复检查煤气，看开关是否关好，有时候明明煤气已经关了，他睡到半夜还是要起身查看，反反复复核实；走在大桥上时，他会想大桥突然断裂的场景，自己是直接坠落而亡，还是会被一辆疾驰而过的轿车给轧到……

这些想法让他在过桥时胆战心惊，常常伫立不前，目光呆滞……还有一次，他在公司楼道里不小心碰掉了一块瓷砖，为此他耿耿于怀，心心念念想寻找那块瓷砖的主人。为此，他还在楼道张贴启事，说自己碰掉了一块长21.5厘米、宽19.8厘米、厚2.6厘米的瓷砖，还在启事中说自己不是有意的，希望得到谅解等。后来值班人员告诉他："瓷砖属于物业管理，现已经修理好，请不必放在心上，下回注意就好。"他对值班员千恩万谢……医生经诊断认为，邹先生的一系列行为表现均属于强迫症状。

强迫症是一种以强迫症状为主要临床表现的神经症，如强迫观念和强迫行为，患者一般都能够意识到该观念或行为的不必要，但却不能自控，即有意识的自我强迫和反强迫两者并存，当两者发生冲撞时，患者就会感到异常焦虑和痛苦。在我国，强迫症患病率为 0.3%，在精神科门诊中占有 0.1% ~ 2% 的比例，发病年龄普遍在 16 ~ 30 岁之间，男性比女性发病率要高，脑力劳动者居多。

那么，强迫症究竟有哪些临床表现呢？有强迫观念、强迫思维、强迫情绪、强迫意向以及强迫动作与行为等基本症状表现，有时候是以其中的某一种为主或几种并存。

1. 以强迫观念和强迫思维为主。比如强迫怀疑、强迫联想、强迫回忆、强迫穷思竭虑等。强迫怀疑，是指患者对自身言行的正确性产生了怀疑并反复求证，即便心中明知没有必要，但依旧难以摆脱此类行为，比如在签名时反复核实是否出错，递交上去后还是忧心忡忡，甚至要求拿回来核实等；在填写账号时也对一连串的数字没有信心，生怕写错等。强迫联想，是指患者在看到某一句话或一个词语时，脑海中产生了一种观念，便不自主地联想到另外一些句子、词语或观念。强迫回忆，是指患者对经历过的一些事件念念不忘，并在大脑中反复上演，难以摆脱，尤其是对某些恐怖画面的反复回忆，会增加患者的焦虑。强迫穷思竭虑，是指患者对生活中的某些常见现象进行类似于刨根问底的追问，反复思考根源，明知毫无意义，却忍不住。

2. 强迫情绪是患者产生的一些没有必要的情绪反应，比如担忧和反感，甚至是厌恶等。

3. 强迫意向是患者在内心产生的一种对违背自己意愿的行为和动作的强烈心理冲动，明知没有任何必要，却依旧难以自持。

4. 强迫动作与行为是由患者的强迫观念引起的一种不受控制的顺应行为，希望能够减轻强迫观念引发的焦虑情绪，比如强迫检查、强迫询问、反复清洗、强迫性仪式动作等，像我们常说的出门前反复锁门，触碰过不干净东西后反复洗手等。强迫仪式性动作或行为还会导致动作迟缓，比如有的患者会在阅读时反复阅读某页的第一行，导致难以往下阅读等。

当然，这里始终强调的一点是，患者明知某些行为没有必要，但却难以自控，这说明患者对自己的强迫症状有一定的认识，即患者能够意识到强迫观念和冲动是源自自我，而并非外界。

强迫症其实是以强迫观念和强迫行为为主要特征的神经症，临床类型分为强迫观念和强迫行为两大类。而强迫观念是强迫症最常见，也是最核心的主导症状，几乎每一位患者都有强迫观念，由观念进而衍生出许多强迫行为。

了解了强迫症的临床表现，我们很有必要对强迫症的诊断标准做一下了解。我国心理学界认为，确诊强迫症需要符合以下四个条件：

第一是症状标准，需要符合三点：

1.全完符合神经症的诊断标准，并且以强迫症状为主，至少应该包括强迫观念和强迫行为中的一种，或者是两者的混合模式。

2.患者的强迫症状均来自自己的内心，而非被外界所强加。

3.强迫症状反复出现，患者意识到自身行为毫无意义，但自己无法控制，因而感到十分苦恼，甚至造成精神上的困扰和痛苦，患者试图抵抗，却无法成功。

第二是严重标准：患者的社会功能受损。

第三是病程标准：患者症状持续三个月或三个月以上。

第四是排除标准：排除其他精神障碍的继发性强迫症状，比如抑郁症、精神分裂症或恐惧症等；排除脑器质性损伤，尤其是基底节病变的继发性强迫症状。

强迫症病因何在

关于强迫症的发病原因，现有研究还不足以下定论，但实际上已有大量事实证明，强迫症与患者的个性特征、遗传因素、生活中的不良习惯、应激事件等均有很大关系，特别是在个性特征方面，强迫症患者中绝大多数人都有完美主义人格，主要表现为：沉默内敛、优柔寡断、谨小慎微、墨守成规、追求完美等。正因为有这些个性因素作为基础，具有完美主义人格的人群就成了强迫症的高发人群，但也有部分患者并不具备这类性格特征。

除了性格，还有遗传因素。有研究发现，在强迫症患者的直系亲属中，焦虑障碍发病的概率要明显高于对照组，但患强迫症的概率并不比对照组高。如果把患者的直系亲属中具有强迫症状但并未达到强迫症诊断标准的人包含在内的话，则患者组父母的强迫症状危险率为15.6%，明显高于对照组。而强迫症患者的亲属中，患有焦虑障碍、强迫性人格障碍等疾病的概率也要明显高于对照组。这一系列的研究均为强迫症的遗传性提供了依据。

另外，还包括社会心理因素的作用。如生活和工作环境的变更，要求当事人迅速适应，处境艰难，当事人担心遭遇意外以及生活中的种种应激事件的刺激等，这些会促使患者将焦虑情绪和某一特定的心理事件关联起来，并做出一些仪式行为以缓解该情绪，进而导致一系列仪式动作的重复，循环往复的强迫行为就形成了。某些思维与观念原是为了缓解焦虑而生，但最终却导致认知方面的强迫观念。

▶ 破除"强迫魔咒"

一旦确诊为强迫症，就要积极进行治疗。在治疗方面要考虑药物治疗和心理治疗两大途径。药物治疗需要遵照医嘱进行，本节中，我们主要就心理治疗进行具体探讨。

心理治疗指的是临床医师在语言或非语言方面和患者之间建立一种良好的医患关系，然后再运用相关心理学和医学的知识引导患者克服和纠正一些不良的生活习性、情绪障碍、认知偏见等。心理治疗一方面要依靠医师，而更多的还是要依靠患者自身进行积极的心理调节。这里需要注意，强迫症状和强迫症并非一个概念，前者病情较轻，并不需要药物治疗，而后者相对严重。而不管病情是轻是重，心理治疗都是其中不可或缺的关键环节。在这一点上，你也可以学着做自己的心理医生，积极地为自己做心理疏导。

克服强迫症的暴露疗法

暴露疗法也被称为满贯法，要求患者具备较为坚强的意志力、迫切求治的动力。在方法正确并具备坚持不懈的信心与决心的前提下，有望不使用药物治疗，并且效果良好，有根治的可能性。

暴露疗法一般是采用想象或者是模拟的形式，让患者直接进入一种令他们感到恐惧和焦虑的现实或类似的场景之中，这样就可以直接与导致他们感到恐惧和焦虑的对象进行正面接触了。接下来就要做到"不逃避"，坚持一段时间之后，这种恐惧感与焦虑感就会自行消退。比如，患者可以运用想象的方式在大脑中不断上演某种令自己感到极度恐惧的场面，此时还可以配合外界黑暗环境、恐怖声音的刺激等，以加强这种恐惧感的体验。

患者在这个过程中，不管有多么焦虑和恐惧，都不能做出捂耳朵、闭眼睛、大声喊叫、反复清洗等强迫行为。当最恐惧的事情逐渐淡化，形势转好后，患者的焦虑感和恐惧感也就随之消失了。患者会在这个过程中逐渐学会控制强迫行为，并对强迫行为逐一加以克服，渐渐消除在中断强迫行为时出现的心理不适症状。具体步骤如下：

1.患者自身必须深刻了解强迫症的想法和行为。选择一种强迫行为，然后认真回顾这种强迫行为发生的全过程，再重点想象，如果自行对强迫行为加以控制，内心会产生什么样的不安以及要如何忍耐，阻止这种强迫行为的重复出现。这个过程可以帮助患者了解自己当下的困扰主要是来自强迫观念还是强迫行为。该过程要坚持至少半个小时以上，刚开始时，可以选择强迫行为中程度较轻的行为，然后再逐渐加大程度。

2.患者与自己对话。告诉自己："这并不是我自己，而是强迫症在作怪！"认识到那些强迫观念是没有丝毫意义可言的，是大脑发出的错误信号。此外，患者有必要对反复检查、清洗等行为为何有着巨大的行为驱动力深刻理解，如果心中明明知道"反复检查没有必要"或"根本不需要洗那么多次手"，那为什么还要听从大脑的指令呢？对这些原因进行深刻剖析，认识到自己无法摆脱的根本原因，便能够促使患者增强意志力以及强化对强迫行为的抵抗力。

3.尝试转移注意力。当患者想象自己正身处某种强迫行为中时，可以尝试着用转移注意力的方法中断强迫行为的实施。别小瞧了转移注意力的作用，哪怕是短短的几分钟，都会产生非凡的意义。患者可以选择某种特定的行为代替强迫性洗手或反复检查行为，比如跑步、上网、看电影、听音乐、看书等，这种特定的行为必须是自己比较感兴趣的。

在该阶段中，患者可以给自己制定一些规则。心理学家建议，采取15分钟法则，即当强迫观念出现时，等待15分钟后再做反应。开始尝试时可以给自己 5 分钟的时间，5 分钟后再去做强迫性洗手或反复检查行为的代替行为，如听音乐、跑步等。而在这 5 分钟的时间内，患者的大脑中要重复前两个步骤的内容，5 分钟一到，就开始去做听音乐、跑步等令自己感兴趣的代替行为。

5 分钟是刚开始时候的训练目标，一段时间以后可以渐渐地向 15 分钟靠近，随着不断地训练，你会发现时间也在逐渐延长，慢慢向 20 分钟和 30 分钟趋近。在这个阶段，患者一定不要去做大脑强迫你做的事情，而是坚定地做自己选择的事情，强迫性冲动会因为你的延迟而逐渐降低，直至消失。

此外，还要养成记录的习惯，将自己每一次的成绩都记录下来，看看有没有进步。如果出现退步现象也不用着急，切忌再去追求完美，给自己多一点鼓励，哪怕只有一点点的进步也要给自己一定的奖励。这样有助于克服训练初期出现的不良心态，树立自信心，并且帮助自己清楚地了解自己取得的成就，成就越多就意味着成效越大，信心越足。

在以上三个步骤中，第一步是患者根据现有强迫症的知识，认清自身行为的本质——是一种心理疾病，是大脑发出的错误指令，进而认识到自己不应该服从，加强对强迫行为的抵制。然后在"转移注意力"的训练中，患者就可以做到延迟强迫行为，并以某个特定的活动代替它，最终达到降低强迫性观念和强迫性冲动强度的目的。

接纳疗法——阻止回避行为

强迫症患者应该深刻认识到自己的强迫观念和行为是强迫症状，要想克服强迫症，必须消除对强迫症状的紧张、焦虑和恐惧之感，要摆脱和成功抵御强迫观念的影响。"顺其自然"的接纳疗法就是为了帮助患者打破强迫症的恶性循环而设计的。

心理学家认为，强迫症之所以出现，是因为患者在与强迫症状做对抗，不允许它们出现，这其实是在反复暗示自己产生了强迫症状。此时，患者表面上是在强迫自己"不强迫"，但其实却是在强迫自己去"强迫"。因此，专家建议强迫症患者要对自己的一些症状采取"不理会""不害怕""不反抗"的态度，然后顺其自然地去接纳症状的存在，进而重塑个性，树立自信心，培养良好的心理素质，改善人格结构，用积极、果敢、乐观的思维方式应对一切。

顺其自然的接纳疗法和暴露疗法是两种近乎相反的方式。暴露疗法要求患者在强迫症状出现时采取延迟纠正的方式，用特定活动替代强迫行为，达到阻断强迫行为实施的目的；而顺其自然的接纳疗法，是需要患者及其家属接受强迫症状，不抵制，极度焦虑时也不要过分与强迫症状相对抗。患者可以去做，一旦焦虑得以缓解，要马上从事别的活动，以此转移注意力，反复多次，强迫症状就会得到有效改善。

暴露疗法和接纳疗法的共通之处是，患者必须找到适合自己的、富有建设性的活动方案，最好是自己感兴趣的事情，以此代替强迫行为。在接纳疗法中，患者不仅要在强迫行为停止后立即从事替代行为，还要在平时多做有意义、有利于培养自信心的事情，扩展兴趣爱好，在生活中体验美好，锻炼自己勇于面对困境的心态，培养解决问题而非逃避问题的能力。

松弛疗法——让身体改变情绪

心理学家认为，一个人的心情主要反映在"情绪"和"身体"这两个方面，如果能够做到改变"躯体"状态，那么"情绪"也会随之改变。"躯体"的反应受自主神经系统控制的"内脏内分泌系统"的影响，这一过程很难被随意操控。但它还受到随意神经系统控制的"随意肌肉反应"

的影响，而后者是完全可以通过人们的意念加以控制的。换句话说，人们可以通过意识控制"随意肌肉系统"，然后再间接地操纵"情绪"，进而达到借"躯体"控制"情绪"，唤起轻松、愉悦心情的目标。这就是松弛疗法的基本原理。

1. 肌肉放松法

最好能有一间敞亮、舒适的房间，患者坐在一张单人沙发上，或者其他比较舒适的椅子上，依次按照以下步骤进行训练：

（1）深吸一口气，尽力保持约 15 秒；然后缓慢地吐出气流，停顿片刻，再重复以上动作 2 次。

（2）伸出双臂、握紧拳头，注意感受手上的力量，用力握紧，坚持 15 秒，然后再放松，彻底摊开手掌，好好享受一下放松之后的感觉，比如轻松或温暖等。这些其实都是你放松之后的身心状态。享受一番后，停顿一会儿，将以上练习再做一次。

（3）接下来，渐渐将你的双臂彻底放松下来，尽量达到最佳的放松状态，再用力弯曲并绷紧双臂肌肉，保持大约 15 秒，保持的过程中感受一下双臂肌肉的紧张感；接着，就开始缓慢地放松下来，直到恢复最初的放松状态，这时候要好好享受一下放松之后的感觉，和刚才的紧张做一下对比。停顿一会儿之后，将该训练再做一次。

（4）做完了双臂的放松练习，下面就是双脚的练习了。首先，将你的双脚放松，找到最佳的放松状态，接着，再慢慢紧张起来，脚趾紧扣地面，用力扣紧，保持大约 15 秒，感受该过程中的肌肉紧张感；之后再渐渐地放松双脚，直到恢复最初的放松状态，享受紧张过后的松弛。停顿一会儿，将该练习重复一次。

（5）双脚放松练习做完，接着做小腿部位的放松练习。先将脚尖使劲向上翘起，脚后跟随之压紧地面，小腿部位肌肉紧绷，保持该姿势大概 15 秒，体验一下小腿肌肉紧绷的感觉；之后再渐渐放松下来，直到恢复原来的放松状态，仔细体验紧绷感之后的轻松。停顿一会儿，再将该练习重复一次。

（6）接下来是大腿肌肉的放松练习。首先放松大腿部位的肌肉，再将脚后跟向前向上移动，大腿肌肉随之紧绷起来，保持大概 15 秒，这个过程中还是要尽量体验一下大腿肌肉紧绷时的身心感受；接着可以缓慢地进入放松状态。停顿一会儿，再将该动作重复一遍。

（7）现在开始做头部的放松练习。首先皱起额头肌肉，渐渐紧起来，然后保持紧皱的状态 15 秒左右，最后再慢慢放松，恢复之前的状态。停顿一会儿，再转动眼球，由上开始向左边，到下边，再到右边，加快转动的速度再来一遍；紧接着，反方向再转动一次，加快速度，停下来后慢慢放松。停顿一会儿，开始用舌头顶住你的上腭部位，使劲顶起，保持 15 秒，之后再渐渐放松下来。再停顿一会儿，开始收紧下巴，使劲收紧，保持 15 秒，再渐渐放松。以上训练完毕后，可以稍做休息，然后重复一次。

（8）将躯干上的肌肉群彻底放松，接着做扩展动作，即向后方扩展双肩，尽力向后，保持好这个姿势大约 15 秒，再慢慢地放松，恢复原来的姿势。停顿片刻后，再来一次。

（9）两遍扩展动作做完之后，接着做提肩动作，即尽量使双肩向上提升，接近你的耳垂位置，保持该姿势大约 15 秒，再渐渐放松下来。停顿片刻后，重复一次。

（10）将双肩向中央部分缩起，用劲收缩，保持 15 秒，再慢慢放松下来。停顿一会儿后，再做一次。

（11）抬起双腿向上，尽力弯腰，保持 15 秒后，再放松下来。停顿一会儿之后，重复一次。

（12）使臀部肌肉紧张起来，保持大约 15 秒，然后可渐渐放松。稍停片刻后，将该动作重复一次。

以上动作全部练习完毕后，患者可休息一段时间，然后再全部重复练习一次。

2. 意念放松法

意念放松法还是要求患者坐在一张舒适的单人沙发上，或者以一种比较舒适的姿势靠在沙发靠背上，依次做以下动作：

（1）闭上双眼，静默。

（2）集中注意力于头部，紧紧咬住牙关，最好是使两边的面颊感到紧绷，片刻之后慢慢松开牙关。此时，患者会感觉到咬牙的肌肉产生了松弛感。再逐一将头部各部位肌肉都放松下来。

（3）把注意力全部集中到脖颈部位，让脖颈肌肉渐渐紧张起来，直到感到很酸、很痛、很紧，然后再慢慢放松肌肉。

（4）把注意力转移到双手上，用力握住拳头，直到感到手发麻、有酸痛感为止，然后再慢慢放松下来，恢复到原来的状态。体验这个过程中紧绷和放松感觉之间的差异。

（5）把注意力集中在胸部，深吸一口气，不要呼出去，保持 1 ~ 2 分钟再吐出去。重复这个动作两三次，直到让胸部感到舒畅为止。

（6）依次做肩膀部位、腹部、腿部等各个部位肌肉的放松练习，让全身都进入放松状态。

3. 有氧运动练习

所谓有氧运动是指快步走、跑步、骑自行车、游泳、爬山、滑雪等运动。专家认为，有氧运动是最有利于患者调节情绪、改善性格的一种方式，长期坚持有氧运动会令人身材健朗，并且在无形中完善个人性格特征，潜移默化地改善强迫人格。

4. 心理暗示练习法

强迫症患者有时候会用一些奇怪的想法去暗示自己，无形中就增加了焦虑情绪。心理学家建议，患者可以采用积极的心理暗示，比如告诉自己："我不害怕""我不担心，不紧张，再坚持一下就会好起来了"等。这种自我暗示有助于缓解紧张情绪，帮助患者找回积极的心理感受。

总之，在克服强迫症的训练中，患者要做的不仅是锻炼自己的心志，不能服从强迫的冲动去做出某些行为，同时还要深信那只是大脑的一种误导。运用我们介绍的以上几种方法，学着与强迫症状相处，用温和的方式去改变强迫症状的身心反应。相信你只要坚定信心，必能摆脱强迫症的束缚！

第五章

重塑自我——跨越人格障碍

生活中有些人会毫无理由地以自我为中心，傲慢自大；有些人脾气暴躁，稍有不顺心就大发雷霆；也有些人会过度讲究细节，吹毛求疵；更有不少人会无缘无故怀疑身边的人，因此难以与周围的人建立亲密关系……事实上，这些都是人格障碍的表现。那么，生活中都有哪些比较常见的人格障碍？有什么样的表现？如何进行自我检测和自我修复训练？

▶ 矫正冲动型人格

冲动型人格障碍案例

生活中，我们常常见到一些脾气暴躁的人，他们动辄大发雷霆或破口大骂，有时甚至拳脚相加。

有一位李姓男子，最近被妻子周某怀疑有心理问题，李姓男子从来没有听谁说过类似的话，因此内心不满。他不愿承认自己有心理问题，在和妻子反反复复的争吵后，他也后悔过，但每次都不能自控地发脾气。无奈之下，他找老同学诉苦，该同学刚好有一个心理医生朋友，两人一商量，就决定去做一次心理咨询。

交谈初期，李某一副很轻松自在的样子，他开玩笑似的问道："老师，你说我像是有心理问题的人吗？"说话时，他脸上还带着一贯的微笑。

心理医生早就听他的朋友介绍过李某的情况，但为了不给他造成心理压力，故意说："我可看不出来啊！"

"唉，是啊，我也这么认为，但我的妻子老是说我有心理问题，你看我这样像吗？"李某做出非常无奈的表情。

"那么，你是被你太太逼着来找我的？"

"噢，不，她不知道。我就是想证明她的话不对，好回家和她理论去！"李某很有信心的样子。

心理医生看得出来，李某并不是前来做心理咨询的，而是想让他给出证明，类似于做个裁判，判出个结果来。但基于心理医生的职业操守和责任心，他还是按照心理咨询规则，和李某展开了一段对话。

"那你知道你的妻子为什么会下此定论吗？"心理医生问。

"我也不太清楚，或许就是因为我常常对她发脾气吧。是，我承认，我的脾气暴躁，个性也很要强，可这和我有没有心理问题有什么关系呢？"李某似乎有一种难言的委屈。

"你每一次发脾气都有非发不可的原因吗？"心理医生很委婉地问。

"有原因，但我也知道那些只是小事。"李某想到这儿，忽而停顿了半秒钟。

"为一些芝麻绿豆大的小事发脾气，你觉得值吗？"心理医生反问。

"不值得，可我控制不了，火气一上来就控制不住了。这一点确实不好，事后我也后悔过。"心理医生从李某的话语中听出了自责的味道，意味着他内心有愧疚感。没等心理医生问，李某接着说："她脾气挺好的，我老是发脾气，确实很对不住她。"

"你后悔归后悔，可并不能确保你不再发脾气，对吧？"心理医生顺势问道。

"是啊，我也为此深感自责。在前段时间的一次争吵中，我能感觉到她很无助，并质问我是不是有心理问题，我没法证明，也不能确信……"话还没说完，李某一直低着的头忽然抬了起来，"老师，你说呢？"

"你觉得自己是从什么时候开始脾气变坏的呢？"心理医生没有正面作答，反过来再次询问。

"其实我一直都是这样的，小时候也是这样。"李某几乎想都没想，立即回答道。

"嗯，你有个性上的心理问题。"心理医生试图以个性为切入点，既没有否定他存在心理问题，也没有直接说出李某的问题所在。

"确实，我也一直以为自己的个性太强了，这不出我所料。"李某若有所思。

"也就是人格有问题，具体说应该是人格偏离。"心理医生如是判断，但李某对心理医生的这个结论似乎并不太明白。

"个性问题演变为人格问题，你的个性在愤怒情绪爆发和自控方面与其他人存在差异，也就是说你的人格是明显偏离于常人的。"心理医生这样解释。

其实，在李某说自己从小就一直脾气暴躁时，心理医生就断定他可能一直都有一种明显的人格偏离倾向，这使得他形成了特定的行为模式，即易怒，愤怒时难以自控，事后又深深自责。可一旦类似情形再次发生时，他还是控制不住地爆发。

这种反复无常的情绪往往难以预测，特别是在他遭到批评或意愿受到阻碍时，怒火中烧，即便是一些鸡毛蒜皮的小事，同样会引发愤怒；具有阵发性特征，即在情绪良好时就表现得很和蔼，很善解人意。

心理医生认为，李某几乎完全符合这类特征。而这种明显的人格偏离表现，严格来说是属于精神疾病分类中的"冲动型人格障碍"，世界卫生组织将其归入"情绪不稳定型人格障碍"，而美国将其划入"边缘型人格障碍"的范畴之内。

李某显然在心理健康方面与许多人一样缺乏理论常识，他并没有意识到自己患的是一种人格障碍，心理医生也尽量避免用略带刺激性的"人格障碍"的字眼。好在李某也意识到问题有点严重了，他问："那我怎么办？有什么办法可以矫正吗？"

这就是接下来应该解决的关键问题。其实人格障碍的成因一直都没有定论，大体上是由生物学因素、大脑发育因素、各种心理因素以及社会环境因素等综合作用而成。但心理医生也不能对病人说这些太深奥的理论知识，只建议李某正确认识自己存在的人格偏离缺陷，告诉他，这种人格缺陷并非天性使然，和个性没有直接的必然关系，要加强自我矫正意识和积极的自控练习。医生还进一步启发李某，在即将被愤怒情绪控制的瞬间，应该迅速切断该情绪与导致该情绪发生的现行事件之间的联系，以便及时消除情绪刺激，遏制愤怒的爆发。譬如，李某可以在意识到自己即将发怒时，立即起身离开现场，去做点别的事情，斩断情绪与现行事件的关联；假如无法做到立即离开现场，不妨试着把自己想象成一个不失优雅和风度的谦谦君子，尽力遏制愤怒情绪。

李某在意识到自己的行为属于人格问题之后，也开始积极地、自觉地控制自己的情绪了，有时候有不满情绪产生时，他会尝试着换个角度考虑，有效地减少了愤怒情绪产生和发脾气的次数。妻子张某也积极配合，在日常琐事上尽量不激怒丈夫，并竭力满足丈夫的一切不过分的请求。一段时间之后，李某的情况确实有所改善，再也不像以前那样动不动就大发雷霆了。

半年后，李某虽然还是会偶尔发脾气，但都不是那种暴怒了，并且每次的小脾气也都能被他自己有效地控制住。他对心理医生表示了感谢，并感觉自己现在活得很轻松愉快。

在该案例中，医生所说的人格偏离其实就是人格障碍。人格障碍是一种病态人格，是人格发展的异常，并且偏离的程度已经远远超出了正常的变动范围。也有专家认为，人格障碍是"明显偏离正常的且根深蒂固的行为方式，具有适应不良的性质"，人格在内容以及整个结构方面都存在异常。

有人格障碍的人往往自己承受痛苦，也令身边的人痛苦，尤其妨碍了当事人的情感、意志活动，导致其行为的目的性遭到破坏，会给身边的人一种十分奇怪的感觉，因而李某妻子会第一时间察觉到丈夫的问题。心理学家认为，人格障碍一般在童年时期就已经开始形成，历经青少年时期和成年早期，有的甚至会持续一生。

冲动型人格障碍及其诊断标准

专家认为，冲动型人格障碍是以情绪与行为都具有鲜明的冲动性质为主要特征的一种心理障碍，案例中的李某属于典型的冲动型人格障碍。

冲动型人格障碍的主要表现有以下几种：

1.情绪暴躁、易怒，常常有无法控制的冲动和驱动力，情绪不稳定，稍有不顺心就开始发火；

2.性格主要呈外向攻击性、盲目性，容易走极端。行为常具有不可预测性，鲁莽，不考虑后果；

3.冲动行为的动机可能是无意识的，也可能是有意识的；

4.行动之前没有计划，有紧张感，行动之后产生愉悦和自足之感，也有自责，但不深刻或不是发自真心；

5.心理发育尚不健全，不成熟，常有不平衡心理；

6.易出现不良行为，甚至有犯罪倾向。

冲动型人格障碍又称攻击型人格障碍，以上是其攻击性的表现。专家认为，还有一类是被动攻击性的，主要是以被动的方式表现出强烈的攻击倾向。他们往往表面上顺从对方，而内心却是充满敌意的，会以另外一种形式攻击对方，譬如故意迟到、故意做错事激怒对方、故意不回复短信和电话等。有的人甚至会在背地里搞破坏活动，这种敌意非常强烈，但就是不敢表露于外。

在临床表现方面，有冲动型人格障碍的人往往有以下几个特征：

1. 某种冲动行为的目的主要是为了满足心理上的需求，并没有其他缘由；

2. 该冲动行为属于损人且不利己的范畴；

3. 当事人意识到自身行为的不适当及其危害性，但一时难以自控，即便有意识地加以控制，结果均失败；

4. 在即将实施某行为之前，当事人会感觉到逐渐增强的紧张感和兴奋感，直到行为得以实施；

5. 在该行为实施的过程中，当事人会感到满足和愉悦；

6. 在内心需求得到满足之后，有人会觉得轻松，也有人会觉得后悔，甚至陷入自责；

7. 即便有自责，依旧难以避免同样的场景再次出现；

8. 经常会伴随出现各种人格障碍、抑郁、焦虑等症状，甚至精神发育迟滞等；

9. 神经系统有可能存在非特异性症状体征。

那么，我们如何判断一个人是否具有冲动型人格障碍呢？专家认为，当事人主要以情感爆发和较为明显的行为冲动为主要表现特征，并且必须符合以下项目中的三项或三项以上，方可确诊为冲动型人格障碍：

1. 容易与他人发生口角和冲突，尤其是在冲动行为受到阻滞或遭受批评时；

2. 有突发的暴怒与暴力倾向，并且行为爆发时不能自控；

3. 行为具有不可预测性和不计后果倾向，缺乏对事物的计划和预见能力；

4. 情绪不稳定，反复无常；

5. 生活目标不明确，包括自我形象及其内在偏好等发生紊乱；

6. 人际关系紧张、不稳定，很难维持持久的友情或爱情；

7. 不能坚持任何没有即刻奖励的行为；

8. 有自残、自杀倾向。

冲动型人格障碍的形成原因

一般情况下，男性患者要比女性患者多，发病早，并且与当事人的生理因素、童年经历等都有一定的关系。

1. 生理因素。有研究发现，小脑发育迟缓，致使传递快感的神经通路发生阻碍，患者很难感受到愉快和安全的体验，很有可能是导致攻击行为出现的原因之一。此外，人体内分泌腺与雄性激素分泌过旺，也是导致攻击行为产生的因素。

2. 童年经历。家庭环境对孩子的成长有不可小视的影响。攻击性人格在孩童时期受父母影响较多，父母的过分溺爱致使其个人意识增强，不能容忍一丁点的限制，否则就会采取攻击行为予以还击。父母如果过分专制，经常打骂孩子，也会造成不良影响。孩子心理长期遭受压抑，过多的愤怒和不满郁结在心里，一旦有爆发的机会便不会轻易放过。

3. 心理因素。具有冲动型人格障碍的人都有一定程度的心理问题，比如有的人因自身条件或家境原因而产生自卑心理，在生活和工作上又屡受挫折，自卑心逐渐增强。此时，他们往往会寻找补偿，以冲动、好斗的个性行为来证明自己强大等。如果一个人的自尊心过强，在遭受挫折时就比较敏感，反应强烈，导致攻击行为的出现。这种情况一般在青年男子身上比较多见。此外，处于青春发育期的男孩也容易出现攻击行为，他们往往自以为已经长大成人，或为了证明自己已经成人，过分强调男人的特性而容易表现出较强的攻击性。

4. 社会因素。我们每一个人都与社会上的某个阶层或团体紧密联系着，包括我们所交往的朋友、接触的文化等，都会给个人造成潜移默化的影响。因而，攻击性行为不可避免地要受到社会环境的影响。

冲动型人格障碍的自我修复

冲动型人格障碍并非不可修复，患者如果发现自己有这方面的倾向，完全可以进行自我修复训练，加上周围亲友的积极配合，最终都会逐渐消失。具体可以从以下几个方面加以努力：

1.培养宽大胸襟和君子涵养。当情绪难以自持时，可以离开事发现场，以避免情绪失控；或者把自己看作一个谦谦君子，有"宰相肚里能撑船"的肚量，不把小事放大，而是大事化小，小事化了；必要的时候应该立即变换位置，站在对方的立场上思考问题。

2.寻找补偿。这里的补偿不是说爆发，而是将自身的不满情绪转化到另外一种容易成功的目标上去，以此证明自己的价值，进而获得心理上的满足感，比如去工作、锻炼等，将未爆发的能量转移到别的事件或活动上。

3.设想后果。当事发时，尽量让自己去想想后果，如果你因冲动而实施的行为会给对方造成伤害，最终也给自己带来伤害的话，你会担心和害怕。因此，与其逞一时之快，不如强忍几秒钟，等冲动的情绪过去就没事了。

4.运用心理暗示法。你可以尝试使用自我暗示、假想法调节自身的暴怒情绪和暴力倾向。这需要你有良好的意志力，在情绪即将爆发时，要闭上嘴巴，或转身避开引发愤怒情绪的人和事，并在心中默念"忍"，告诉自己："我知道我又要冲动了，冲动是魔鬼，我不会听从魔鬼的指示！生气没有用，我不是还要去整理书房吗？有那么多事情等着我做，我在这里生这些闲气干什么？我何必拿别人的错误去惩罚自己呢？更何况他也没做什么。我如果这么容易就大发雷霆，真是太没有君子风度了，会被瞧不起的！如果我这次宽容了他，他会感激我，我要以德服人。上回我一气之下大打出手，事后后悔极了，还去道歉，真是不应该啊……"此类心理暗示会为你的冷静赢得时间，并及时调节情绪，减轻不少怒气，有助于遏制冲动行为。

在平时不生气的时候，还要积极给自己做心理强化工作。比如反省上一次发怒时的行为，必要时应该加强道德修养方面的训练，多了解法律知识，尝试用道德的标准和纪律、制度严格要求自己。此外，不要忘了站在对方的角度上看问题。

此外，你还可以在现行事件发生时，找到与愤怒对立的情感方式，如在即将采取冲动行为之前，迅速找出"理智"来主持局面。当恨意横生时，不妨想着你心中的"爱"，你之所以生气是因为在意，因为你对对方还有期望，这不都是因为你的心里还有"爱"吗？所以，要明确自己的出发点，不能让冲动把你的目的扭曲了。

总之，有冲动型人格障碍的人要积极改变心态，学会积极的心理防卫机制，正确看待挫折和不满，不要随意地将小事放大，学会用换位思考和宽以待人的心态去面对外界一切人和事，接受质疑和批评，学会做自己的心理调节医师，学会理解身边的人，久而久之，一个崭新的自己就会诞生了。

▶ 矫正偏执型人格

偏执型人格障碍案例

一

2007 年 11 月 27 日，北京某医院接到一起特殊抢救，该孕妇和她肚子里的孩子双双死亡。

据悉，在长达三个小时的手术签字僵持中，医院院长也曾亲自到场相劝，派出所的警察也来到现场，当时在医院住院的很多病人家属都纷纷站出来做孕妇家属的思想工作，甚至有人当场表示，只要他肯签字，立即给他一万元奖励。结果，任何劝说都无济于事，他只是喃喃自语地说："我老婆是感冒，等她好了之后自然就生了。我不签字，签字了医生就不会免费给药物治疗了，我没有钱！"

不久之后，他又开始放声大哭，哭完接着说："再观察观察吧！"后来，他居然还在手术通知单上写下"坚持用药治疗，坚持不做剖腹手术，后果自负"的字样。医生觉察出男子行为异常，怀疑他有精神问题，但经精神科主任确诊，他不仅没有任何精神失常的迹象，还表现得非常警惕。

医院在没有亲属签字的情况下，无奈地选择用急救药物勉强维持孕妇的生命，并不敢"违法"擅自实施手术。结果，三个小时之后，孕妇心跳停止。男子得知妻子真的死去后，当场大哭，这才表示要签字。妻子尸体被抬走之后，男子在病房外面独自徘徊，还去找医生理论，要求看自己的孩子。后来，民警赶到现场，将该男子带走。

事实上，在妻子离世之后，男子还向周围的人诉苦，他说他与妻子是老乡，当时是在火车上认识的，妻子因为和家人不和想自杀，是他好心劝下了她，打消了她自杀的念头，至此两人便开始一起生活。男子还称，两人在北京的生活虽然艰苦，但自己给了妻子精神上很大的快乐和安慰。他坦承自己爱上妻子的原因是：她年轻，会唱歌，讲究"三从四德"，听话，从不与其他男人接触。后来，他还要求将亡妻的尸体运回家乡安葬。

有一位病人家属贺某，是当天目睹此事件发生全程的人员之一，也就是那个说要给男子一万元钱的人。贺某在一次探望死者家属的过程中，悄悄塞给死者父母500元钱，后又要给该男子500元，该男子很有正义感地要求把钱给他的"岳父岳母"，自己不要。当贺某问他是否后悔不签字害死妻子时，他依然义正词严地说："我不签字，医院也应该先救人啊！"

这件事曾在当时引起强烈轰动，舆论的焦点主要集中在男子和医院两方面。这里我们抛开医院的责任不论，单就该男子的表现而言，专家认为，这是偏执型人格障碍。死者父母要求追究该男子的刑事责任，但他一直坚持认为，自己即便没有签字，医生也应进行手术，所以是医生的责任，而不是他。也就是说，在亲人病危的情况之下，他还能够进行十分理智的思考（担心医院不给做免费药物治疗，考虑到自己没有钱），这与正常人的心理和行为已经构成了强烈的反差。

他喜欢妻子的原因之一是她"从不与其他男人接触"，这说明他很在意妻子和别的男性有接触。此外，他一直保持思维的前后一致性，觉得自己想问题"一向周到，不会出错"，这种总以为自己有理，并直接将由自己的失误而引发的后果全部否定，把一切罪责都归因到外界的行为表现，符合偏执型人格障碍的特征。

不过，该男子并不认为自己有心理问题，只是承认自己"是挺固执的"。每当他回忆起当天手术前的情形时，总是思维混乱，一会儿说自己很后悔没有签字，一会儿又说都是医生害死妻子的，过了一会儿又说即使签字了，妻子还是会死。最后，他干脆直接说："早知道我签字好了，这样妻子死了，责任就都是医院的了。"总之，他一直在为自己辩解，如果有人指出漏洞，他只会停顿一下，然后接着自顾自地往下说。

面对众多媒体的采访，他似乎已经习惯了表现自己，并且会很适当地哭泣，将整个身子缩成一团，目光呆滞。面对反复追问，他也不烦，甚至还自得其乐，仿佛自己已经在其中找到了存在价值。可见，他只活在自己构筑的世界里。

关于他拒绝在剖宫产手术同意书上签字的原因，男子后来还补充说，不仅是因为自己没有钱，还因为之前有人告诉他，在北京有人会害他的老婆，并且剖宫产影响生二胎。很多人都想不到，在生死关头，该男子居然可以如此理智地考虑那么多。

几天后，有人发现他去药店买安眠药，结果没有买到，就直接去了医院，在那里警察再次把他带进了派出所。晚上，男子开始在里面大喊大叫，声称自己想死，当被问及为什么一定要用安眠药自杀时，他居然嘿嘿笑起来："如果被人识破了，不好意思啊！"

二

有一位年轻男子王某，前不久遇到一个女孩，两人在相处中深刻感受到了对方的关爱，于是很快就确定了男女朋友关系。女孩对王某很满意，还说要带他去见父母，好让母亲高兴一番。但是，王某的性情却在关系确立后发生了变化，他经常查看女孩的手机，周末女孩如果外出，他总是跟踪前往，疑心变得越来越重，为此，两人经常吵架。

有一次，女孩单位组织活动，王某虽然不放心，但也没有说不让女孩参加聚会的话。结果他一直跟踪女孩，期间他发现女孩和另外一个男子总是说很多话，便愤然站出来，强行将女孩拉回了家。此后，只要他发现女孩与其他男孩有接触，便大发脾气，追问他们在一起都做了什么等，女孩反抗，他便拳脚相加，把她往死里打，而事后又会请求女孩原谅，甚至跪下来哀求。女孩虽然原谅了他，但不想如此生活一辈子，便向王某提出了分手。没想到的是，王某竟然威胁她说，只要她敢和自己分手，他就永远不会放过其家人。

偏执型人格障碍及其诊断标准

专家认为，以上两个案例中的男性的行为均属于偏执型人格障碍的表现，但不存在持久性的精神疾病症状，如妄想、幻觉等，否则就要考虑是偏执型精神病或偏执型精神分裂症等疾病。

偏执型人格障碍的关键是"不信任"，即认为别人总是狡诈、伪善、不可靠、别有用心的，而认为自己才是正义的化身，是纯洁且高尚的。这一点表现在恋爱关系中，有偏执型人格障碍的一方总是会要求另一半不得与除了自己的任何异性有接触，案例一中的男子也表示过妻子生前从未与其他男人交往，因而他们的关系才相对和谐；而案例二中王某的女朋友就经常与异性接触，这使得王某疑心加重，两人的关系也随之陷入困境。

此外，这类人还时常担心因为自己的脆弱和纯洁而受到别人的不公平待遇，甚至遭受欺骗、侮辱等，因此他们对外界总是保持着高度的警惕状态。

有研究发现，偏执型人格障碍主要以猜疑和偏执为特征，形成于青少年时期，并且男性普遍多于女性，以胆汁质和外向型性格的人居多。患有这种病态人格的人通常人际关系紧张，很难与同学、同事、朋友及家人和谐相处。那么，偏执型人格障碍的诊断标准有哪些呢？

1. 对他人持有过重的疑心，常常把别人的无意或非恶意的行为误解为对自己的敌意，在没有足够证据的前提下，仅凭借怀疑就断定对方要加害自己，自己会成为别人"阴谋"的牺牲品，因而时时保持极高的警惕性；

2. 对某些有意或无意的伤害和侮辱无法宽容和谅解，总是耿耿于怀，甚至伺机报复；

3. 容易产生病态的妒忌心理，过分怀疑另一半不忠或出轨，但不在妄想范围内；

4. 对自身所遭遇的挫折和失败过分敏感；

5. 忽视和不相信那些与自己的想法不相符的客观证据，别人难以用讲道理的方法令其改变想法；

6. 过度自负，以自我为中心，总感觉压抑，一度怀疑自己被迫害；

7. 脱离现实，争强好辩，固执地追求个人的不合理的权利和利益，甚至出现冲动性攻击行为。

在以上七项中，至少要符合三项，才可确诊为偏执型人格障碍。此类人基本上是自我和谐的，缺乏自知之明，不会承认自己的偏执行为，也不会主动地或被动地去寻求医生的帮助。

偏执型人格障碍的形成原因

偏执型人格障碍大多形成于青少年时期，主要原因还是家庭环境。比如孩子受到家长的无原则的溺爱和迁就，在"皇帝式""公主式"的家庭环境中长大，孩子逐渐养成了以自我为中心的观念，习惯了家人的百依百顺和不绝于耳的赞美和颂扬，对自己缺乏客观、正确的评价，高估自身能力，不愿意同时也缺乏改正缺点的勇气和正确态度……这些在小时候形成的性格弱点就成了偏执型人格障碍的发展基础。

偏执型人格障碍的自我修复

首先，因为偏执型人格障碍的人总是喜欢走极端，要么好到极点，要么坏到极致，这与其大脑中的非理性观念是相联系的。所以，偏执行为的矫正还需要以矫正偏执观念为前提。

很多人其实是能够意识到自己的偏执行为的，因而从现在开始，你不妨将自己平时的偏执行为列出来，然后逐条修正。比如，你列出的偏执观念或行为有：

"我不允许另一半与除了我之外的异性有接触。"

"我不相信这世上的所有人，只有我自己才是最可信的。"

"每个人都只为自己考虑，别人攻击我，我也要毫不手软地加以还击。"

"我这么优秀，不允许任何人超越我，凌驾于我之上。"

……

那么，现在就开始逐条做修正，改为：

"我的另一半也有自由，他与除了我之外的异性有接触很正常。"

"这个世界上还是有好人的，我应该相信好人。"

"为自己考虑很正常，毕竟大家都有自己的利益，别人攻击我，我还击的前提是自己真的遭受了攻击。"

"天外有天，人外有人，我不能保证自己就是无法超越的。"

……

这就祛除了其中的偏激成分，帮助自己客观、理性地看待人与事。你还可以将修正之后的内容悄悄地在心中默念，每天都坚持，一段时间以后会出现神奇的变化。

其次，使用心理暗示。如果你能够及时意识到偏执思想和行为的存在，那就应该在它们出现之前就加以制止，暗示自己不要陷入"敌对心理"和"信任危机"的旋涡之中，尝试多与周围的人接触，试着去相信他们，给予对方表现自己的机会，看看你最初的判断是否准确。相信你会发现对方并不是你想的那样，进而找到相信的勇气和动力。

使用这种自我暗示的方法时，要提醒自己尊重和理解对方，这样你也会收获到同样的尊重和理解。这是心理学中的"镜子原理"，你在镜子中看到的其实就是你自己，所以，你想要看到什么，首先自己就要做到什么。比如，你希望别人不要一直板着脸对你，那你就先对别人微笑，相信对方也一定会回报你一个很灿烂的笑容。

最后，积极做出行为改变。当偏执的观念有了一定改善之后，你还要积极地改变行为。多结交朋友，积极参与社交活动，在与友人相处的过程中，试着去相信对方。

1. 交友要真诚，诚心诚意。根据"镜子原理"，你只有用真诚的态度与别人相处，才能很快赢得对方的真诚相待。相信大多数人都是善良且友好的，消除不安全感和偏见，摘掉有色眼镜，再去审视一切，会出现不一样的风景。当然，交友的目的是为了帮助自己克服偏执，而不是为了寻找敌意，这一点很关键。所以，一定要相信自己能够做到。

2. 大方给予帮助。在交友的过程中，如果对方有困难，要毫不吝啬地伸出自己的双手，对方会铭记于心，这也是取得信任的关键。俗话说"患难见真情"，当你用真情与对方相处时，友情的根基才会更加稳固。

3. 注意交友原则。并不是大街上随便抓一个人，就能够成为知心朋友。大凡相处得来的朋友多半都是性情相似的，心理学上称之为"心理相容原则"，即对方与你在性别、年龄、职业、文化修养、经济水平、兴趣爱好等方面是否相互融合。此外，交友还要重视的一个原则是"志同道合"，即双方思想观念和人生价值观相似或一致。

▶ 矫正依赖型人格

依赖型人格障碍案例

春节过后，很多人都纷纷踏上了离乡之路，短暂的相聚之后，随之而来的又是长达一年的分离。这种现象现在十分普遍，但在许某的眼中，这又是一场"痛哭流涕，生不如死"的离别。

许某是一位长相俊俏的年轻姑娘，从小就没离开过家，大学也是在离家最近的一所大学读完的。大学期间，她也要天天回家。毕业之后，许某开始了朝九晚五的生活，她很不适应与家人分离，尤其是春节过后，她便死活都不愿去单位，朋友以为她是在单位遇到了麻烦事，但一问才得知，她是舍不得家人。所以，她几乎每次都要大哭一场，才能恋恋不舍地返回单位上班。

后来，许某交了男朋友，她开始要求男友天天陪自己，假如男友有事不能陪她时，她总是要哭闹一番，痛苦得像是再也不能见面了。刚开始时，男友觉得许某小鸟依人，但时间长了，他发现许某太依赖自己了，一天不见面就要死要活地哭闹，需要时时刻刻有人陪，买一件衣服或者去超市买零食，都要男友为她做决定。结果，男友提出了分手。许某怎么忍受得了这般打击？没有了男友，她开始像丢了魂一样，天天足不出户，工作也辞了，父母整天在家看着她，生怕她想不开。

一个偶然的机会，许某结识了一位贾姓男子，但该男子已有家庭。许某自知不该做第三者，但因为贾某说过："你对我比我老婆对我都好。"这句话让许某做出了一个大胆的决定，因为她从来没有被这样肯定过，贾某让她感受到了一种强烈的被依赖的感觉，而一直以来都是她在依赖别人。所以，她决定和贾某在一起，不管今后有没有未来。许某承认，自己需要一个引导者为自己指明方向，而贾某就扮演了这样一个角色，在她需要时总是不厌其烦地陪着她，及时地安抚她不安和落寞的情绪。

几年之后，贾某和原配离婚，但他也不想立即和许某结婚。许某曾经一直心甘情愿地以"第三者"的身份陪着贾某，现在他离婚了，她如果要求贾某给她一个名分，再正常不过了，但许某没有。随着年龄的增长和阅历的累积，许某不再是当年的那个爱哭爱闹的小女孩了，而是变得理智和成熟，所以，她依旧选择安静地待在贾某的身边，一年后还生下了一个可爱的男孩。

三年之后，贾某终于提出了结婚，他说："你对我这么好，让我重新相信了爱情，相信了婚姻。"这句话是许某求之不得的，更是给了她极大的鼓励和肯定。她觉得自己付出一切都是值得的。婚后的生活很美满，许某做起了全职太太，一心一意地相夫教子。

但美满的生活却随着儿子一天天长大而消失，读初中的儿子开始反抗许某的管束，甚至开始有意疏离父母。许某意识到她再也不可能像从前那样天天抱着儿子了，于是万分悲痛，有几次和儿子发生争执，儿子摔门而出，丈夫也顺口数落了她，许某一下子感到万念俱灰，动起了自杀的念头，好在被发现得早，没有生命危险。

此后，许某一直沉浸在悲伤之中，难以自拔。丈夫看在眼里，急在心里，为此他也像以前那样鼓励许某，但并不管用。后来，朋友建议贾某，让他带许某去看看心理医生，说不定有用。于是，在贾某的鼓励下，许某走进了心理诊所，开始接受心理医生的治疗。

心理医生根据许某自己及其家人的描述做出诊断，认为许某一直都有依赖型人格障碍，她的生活重心一直都不是自己，而是身边的人，这是典型的依赖型人格特质。她极度渴望被照顾和被关爱，害怕分离，但又因为求之不得或缺乏自信，不敢再去主动表现出过度的依赖行为，反而转变为另外一种形式，即特别乐于照顾和关爱他人、体贴他人，从中寻求肯定和被依赖、被需要的感觉。许某长期依赖丈夫和儿子，导致其生活已经完全离不开他们，所以在儿子对自己表现出疏离时，她的自信心遭受打击，产生极度痛苦之感。

通过一次次的交谈，许某已经意识到了自身"依赖型人格特质"的表现，并接受了心理医生的建议；而其家人也开始慢慢转变态度，接受建议，给予许某持续的肯定，为许某的治疗提供了很好的环境。不久，许某向心理医生反馈，说自己的情况已经明显好转。

依赖型人格障碍及其诊断标准

依赖型人格障碍患者需要一座靠山，时刻能够得到别人的关怀和温情，只要如此，他们往往宁愿放弃自己的兴趣爱好，乃至改变自己的人生观。这样一来，他们便会变得越来越软弱，缺乏自主性和创造性，处处委曲求全，导致其越来越压抑，久而久之也就失去了自己的追求。案例一中的许某就是很典型的例子，她由最初对父母的依赖，转而开始对男友依赖，期望获得关怀和照顾，但遭到男友抛弃后，她开始转变为另外一种形式的依赖，即用自己的付出去赢得想要的关注，从中享受被需要和被依赖的成就感。

专家分析，依赖型人格障碍患者不能对自己的事情做出果断决定，依赖于他人给予指引，甚至无条件接受对方的所有意见和建议，听从对方为自己安排的一切，包括人生规划、职业方向等重大决定。这种过度依赖导致他们不敢独处或者在独处时感到无助和恐惧，生怕被抛弃，在遭到批评和忽略时极度敏感，受伤很深。即便很多时候他们也知道不是自己的错，但依旧笑着迎合，为此常常去做违背自身意愿的事情，甚至失去自尊。

那么，依赖型人格障碍要符合哪些标准才能确诊呢？专家根据临床经验总结出以下几个要点，至少符合其中的三项，才可确诊：

1. 当自己与亲人的亲密关系结束时，比如离家外出或家人外出、和恋人分开等，感到极度无助和被毁灭的心理感受；

2. 总是依赖他人为自己的生活做决定，假如没有他人的劝告或保证，便很难做出选择；

3. 将决定权交给所依赖的人，这样就不用因选择失误而承担责任了；

4. 将自己的需求依附于所依赖的人，过度服从对方的意志；

5. 时常感到无助，尤其是在独处时更有孤寂感，感到自己无能，缺乏精力；

6. 不愿对所依恋的人提出要求，包括一些合理的要求；

7. 很难对他人的建议提出反对意见，担心失去支持和关注。

依赖型人格障碍的形成原因

现实生活中，或许每个人都有不同程度的依赖，对身边的人适当的依赖其实是维系感情的良好动机，如果失去了来自别人的关心和照顾，人生似乎就不太完整了。所以，正常的依赖应该是适度的，而病态的依赖就是过度的了。因而，在区别正常的依赖和病态的依赖的过程中，我们很有必要了解病态依赖的形成原因，只有找到这些原因，才能进一步对病态依赖采取矫正措施，不让它扰乱正常生活。

第一，依赖型人格障碍发源于幼年。儿童在幼年时期如果过度依赖父母，会形成依赖型人格，在他们的心中，父母是保护神，一切事情离开了他们就进行不下去。再加上父母的过分宠爱，事事都帮孩子安排好，任由孩子依赖自己，不给他们独立长大的机会，久而久之，在孩子的心目中就产生了对父母或权威的依赖性。

　　儿童时期的过分依赖，严重影响到成长过程中的个性发展和形成，乃至成年之后依旧难以自主，缺乏自信心，总是要依靠身边的人为自己做决定。这种情况在女孩的身上比较多见，家长对女儿讲究"富养"，总是处处周到，包办一切，女孩的依赖心理在童年时期产生，在青少年时期成形，在成年之后已然定性，导致依赖型人格障碍的形成。

　　有专业机构曾经对1500名小学生进行调查，发现其中有51.9%的学生都依靠家长长期为其打理学习和生活用品；有74.4%的学生在生活和学习中，一旦离开父母就失去了方向，变得茫然无措；仅有13.4%的学生能够自己处理简单的家务，自己安排学习和生活计划。

　　法国心理治疗师皮纳发现，那些不愿自己做决定的人其实都是在等着别人给他们做决定。也就是说，这些依赖心理较强的人之所以不愿自己做决定，正是因为在他们的身边有着一群时刻会帮助他们做决定的人，这就成了依赖心理养成的重要后盾。如果家长们不注意加强训练子女的独立意识，将会造成不堪设想的后果。

　　第二，依赖型人格障碍患者本身也有十分明显的个性特征。

　　1. 没有独立性。由于缺乏独立性，因而他们时常会感觉很无助，在独处时感到没有精神，有被遗弃的心理感受，过分顺从他人而阻断自我追求。

　　2. 缺乏自主性。我们每个人都有自己的爱好和追求，有自己的价值观和原则，但依赖型人格障碍患者常常意识不到这方面的需求，或者即使自己有这方面的意识，也会因刻意迁就他人而果断放弃，认为只要自己能够得到对方的照顾和关怀，牺牲这些并不足惜。

　　3. 逃避现实。亲密关系的终结会促使这类人对自己产生怀疑，对亲近和归属感的过分追求导致他们失去理性，往往不切实际地将自己置于毁灭的境地。这类人认识不到现实，不能客观分析事件和正确看待人与人之间的远近亲疏。

4. 总是委曲求全。患有依赖型人格障碍的人常常有一种"自我牺牲"精神，他们自认为只要自己做出妥协，就能换来对方的关注和照顾，实际上却忽略了自己内心深处的压抑感。这种压抑感令他们依赖性加重，全身心地依赖于他人。

5. 追求完美。心理学家认为，那些自己做不了决定的人通常都有一种不现实的完美主义追求，试图掌控所有因素，但因自身缺乏足够的自信，所以很担心在某些细节上出现差错，让身边的人不满意。

依赖型人格障碍的自我修复

对于已经成形了的依赖型人格障碍患者，要积极做矫正训练。心理学家提出的治疗依赖型人格障碍的方法主要有两种：

1. 习惯矫正法

具有依赖型人格障碍的患者一般都有既定的依赖行为，所以，矫正的关键就是要打破这些不良的依赖习惯，要认清自己的依赖行为，并客观分析哪些事情是自己可以做到，却总是要依赖他人的。

在展开自我矫正训练的当天，就应该做好记录，认真把自己每天所做的力所能及的事情依次写下来。一个星期之后，再把这些事情按照自主意识由强到弱排列出来，并分为三个等级，比如，周一这一天发生的事情，有哪些是属于自主意识较强的事情，哪些是自主意识中等的事情，哪些又是自主意识较弱的事情，分别列出来；周二这一天发生的事情，又有哪些是自主意识较强的事情……这样把一周内的每一天都做简单的划分，周末做一个小结。

下一步，针对自主意识较强的事情做出自己的选择。譬如，周一要穿什么鞋子去上班，穿什么颜色的外套等，这些大可不必征求别人的意见，只要自己觉得好的，自己觉得开心的就可以。训练期间千万不能因为别人的闲言碎语或要求而中止自己的选择，坚持下去，你便会发现自己做选择的感觉非常好，并且你也会以此为突破口，渐渐地在其他事情上有自己的观点。

接下来，对那些自主意识中等的事件，你可以将自己的意见加入进去。譬如，当某个计划由他人做出决定之后，你发觉自己并不完全认可，此时可以大胆地提出自己的意见，说明不赞同的原因，或者是提出改进的建议。这样一来，在实施的过程中，你既采纳了对方的观点，其中也不乏自己的意见，最后随着自己的观点逐渐增多，你就可以渐渐地由之前完全听从他人安排，转变为自己做决定了。

另外，对于那些自主意识比较弱的事情，你可以在不改变、不拒绝别人的要求的前提下，做出具有个人特色的行为来。譬如，你的朋友过生日，她曾经提出想要一个特别的礼物，在这种情况下，你完全有空间行使自己的决定权——这份特别的礼物在考虑到对方的喜好的前提下，你可以自己做选择。

再如，对方明确指出想要一束红玫瑰，此时你若直接送一束玫瑰给对方，也有按照对方意愿办事的倾向。但是，下一次你可以不用对方要求，而自己主动去买一束红玫瑰送给她，此外，还可以提议一起去公园游玩或去餐厅享受烛光晚餐等。久而久之，你就会觉得自己已经很享受这个过程了，因为你已经从这类事情中体验到自我创造的愉悦感，事情的本质已经发生了转变。

以上习惯矫正法需要患者的坚持，依赖行为也不是一朝一夕就可以改正的，但可以在一点一滴的小事情中积累成效。千万不要小瞧了这些小事，因为如果你一不小心回到了依赖轨道上，便会使之前的努力功亏一篑，所以，最好是找一个值得信赖的监督者来监督自己。

2. 自信重建法

依赖习惯的彻底矫正还需要从根本上入手，即找回自信心，从根源上破除依赖习惯。自信重建法可以从两个方面实施，一方面是排除幼年经历的消极影响，另一方面是找到独立自主的勇气。

童年的经历是造成依赖型人格的重要因素，因此你要正确看待在童年时期出现的对自己产生负面影响的评价，比如，母亲曾经说："你怎么这么笨，做事磨磨蹭蹭的。"父亲甚至也说过："快别洗了，让你妈帮你洗，你洗不干净！"其他的亲戚可能也有类似的评价："你还小，只要专心读书，将来考一个好大学就可以了，别的事情尽管交给我们！"诸如此类的话语，虽然出发点是好的，但对你已经造成了很不好的影响，导致你除了读书之外，对其他一切事务都失去了参与和实践的机会。

现在，你应该意识到它们对你的作用了，然后把它们分别写下来，整理好后再逐条分析，并逐一重建认知，必要的时候还可以将这些话转告给你的父母和亲戚，让他们允许或监督你从现在起做一些力所能及的事情，而不要总是拿那些话去指责和阻止你，要用鼓励性的话给你勇气和自信心。

依赖型人格障碍患者对自己做决定是带有一种恐惧心理的，生怕做错了，失去对方的肯定等。实际上，每个人都有自己的能力范围，更有自主做选择的权利，只是你将这种权利放弃了而已，况且你都还没有尝试着自己去做，怎么就断定了结果呢？

所以，从现在起就赋予自己勇气，大胆地去尝试一些新鲜事物，比如，你可以自己做决定去周边的公园或娱乐场所放松一天，当作给自己放假，也可以试着在某一天里不要去依赖任何人，自己去做一切决定，等等。通过这些训练，久而久之，你独立行事的勇气便会有所增强，并渐渐不再事事都要依赖他人，最终克服依赖型人格障碍。

▶ 矫正回避型人格

回避型人格障碍案例

汪强从小就不大爱说话。最近，已经工作一年的他总是被老板批评。其实，汪强在公司的表现是很不错的，工作不到一年就被提升为部门经理，同事和老板还是很看好这位年轻的小伙子的。只是，升为部门经理之后，汪强开始忧心忡忡了，每天的工作量并不大，但他却总是让自己绷紧神经。

一天下来，别的同事都是笑嘻嘻地下班了，而汪强却天天愁眉不展，下班时间到了，还不愿离开办公室，有时候甚至累得趴在电脑桌上睡好几个小时。如果汪强如此努力换来的是极高的工作效率，老板肯定不会说什么，可事实并非如此，他经常不能在下班时间完成工作，在召开例会时也时常走神。为此，领导不止一次批评他。

一段时间之后，汪强深感体力不支，晚上睡不着觉，早晨起不来，上班时神经紧绷，有时候甚至紧张得不能工作。他也考虑过辞职，休息一段时间，但又觉得现在取得的一切很难得，不想就这么放弃。

后来，汪强把这种情况和最好的朋友说了，在朋友的建议与支持下，汪强找到了心理医生。在心理医生的指引下，汪强回忆了自己以往的经历。

原来，在汪强读小学二年级那年，汪强和伙伴们做游戏，但由于不小心，他从高处摔了下来，四仰八叉的样子让他感到很尴尬，恨不得当场就钻进地缝里去，而且当时有很多同学在场，大家都笑得前仰后合，这给他留下了很深的印象。那次之后，汪强就再也不敢和伙伴们玩游戏了，每次都是自己悄悄地躲在一边，性格也变得越来越内向，不爱与人接触。

更重要的是，他从那次之后就非常在意一些细节，比如昨天的红领巾系歪了，被某个同学嘲笑了；今天的鞋带散了，被同桌踩到了；衣服的后襟卷了；等等，每次都十分紧张和不安。高考那年，汪强产生了放弃高考的念头，原因是怕自己考不上大学，后来在老师和家长的鼓励下，汪强勉强参加了高考，但依旧觉得自己考不上。

结果，成绩出来之后，汪强的成绩很不错，并被心仪的大学成功录取。大学期间，汪强的症状并没有缓解，和同学、老师的交流还是非常少，不敢在人多的地方出现，时常会有紧张感和焦虑感。大学毕业后，汪强就找到了现在的这份工作，并由最初的一个小职员升为部门经理。

经过几次交谈，心理医生认为汪强符合人格障碍的诊断标准，并确诊其为回避型人格障碍患者。汪强这才了解到自己一直都有回避型人格，他开始积极配合治疗，按照心理医生的建议坚持做自我矫正训练，症状才渐渐得以缓解。

回避型人格障碍及其诊断标准

回避型人格障碍也称为焦虑型人格障碍，患者往往会出现典型的回避行为，尤其是回避社交，在人多的场合总是担心被耻笑，自感无助和无能、怯懦、胆小，表现为过分焦虑和担忧，生怕在社交场合遭到拒绝或批评。案例一中的汪强就是十分典型的例子，而案例二中的石某在受挫后选择回避，也被专家视为回避型人格障碍的表现。那么，究竟这类人格障碍需要符合哪些条件方可确诊呢？

1.社会行为或功能退化，对一些需要有人际交往的社会活动或工作总是回避或干脆退出；

2.身边除了亲人之外，没有或只有一个好朋友或知己；

3.别人的批评或否定意见很容易对他们产生重大杀伤力，他们会因此

而受到伤害;

4.自卑,在某些社交场合,总是担心被嘲笑或因为过分担忧出错而时时紧张不安,进而不与他人多交流;

5.羞涩敏感,害怕露出丑态;

6.过于放大生活中的正常挫折,夸大潜在的困境和危险,进而回避一切不安全的事情和活动。

在以上六项标准中,如果至少符合三项,便可确诊为回避型人格障碍。

回避型人格障碍的形成原因

回避型人格障碍的最大特征就是社会功能退化,行为减少,心里自卑感强,面对挑战多采取回避的态度。引发这类人格障碍的病因一般有以下几种:

1.生物学因素。具有回避型人格障碍的个体往往在出生时就呈现出了一种难以抚慰的脾气或人格特征。即人的气质在出生时就已经有了初步的分化性特征,个性也在此基础上形成,譬如一个人自小就比较内向,不善言谈,害羞,这些特质就成了回避型人格障碍的潜质,说明这个人很容易在今后的生活中出现回避型人格障碍。此外,那些对社会中的负面情绪刺激表现出高度敏感的儿童,也很容易患上回避型人格障碍。

2.家庭环境因素。父母如果传递给孩子的是一种嫌弃,甚至是厌恶之感,或者是孩子认为自己的父母对自己不满或厌恶,就很容易产生罪恶感。有研究发现,患有回避型人格障碍的人通常都有类似的看法。

3.自卑心理因素。有研究已经证实,回避型人格障碍的根源是个体的自卑心理,也是这种人格障碍形成的最主要原因。自卑源自幼年时期,孩子会因为无能而产生不能胜任和异常痛苦的心理感受,其中也包括因生理缺陷或心理缺陷而出现的自轻意识。比如身体不健全或智力发育不健全、记忆力或性格等方面存在问题等，都会导致孩子自认为在某些方面不如其他人的看法。当然，也不排除很多人是在成年之后遭遇类似境况，这也同样会导致回避型人格障碍。

心理学家认为，一个人自卑感的形成主要有以下几个方面的原因：

一是过分消极的自我暗示。生活中，我们每个人都要面临一些不同的或全新的处境，这个时候绝大多数人都会首先做一番自我衡量或自我评估，看看自己是否有足够的能力去应对。于是，有的人就因为对自己的认识不足或欠缺自信心，而认为自己"不行"，这个消极的暗示导致原本就不强大的自信心再度受挫，紧张感增加，心理负担也随之增加，结果势必不尽如人意，而这种不佳的结果又会反过来进一步暗示他们："不行，看来是真的不行。"如此恶性循环，自卑心理便逐渐增强了。

二是对自己的过分低估。一个人对自己的评价往往并不仅仅是自我的评估，更多的还是要结合他人对自己的评价，尤其是那些说话比较具有权威性的人的评价。而一旦他们给出的都是比较低的评价时，往往就会影响到我们的自我评价，甚至过分地低估自己。这种情况在性格内向的人身上要更加常见，他们习惯于接受他人的低评价，而对高评价视而不见，也常常用自己的短处与他人的长处较量，结果越来越自卑。

三是失败和挫折的影响。我们知道，生理和心理上的缺陷很容易使人陷入自卑，除此之外还有家庭出身、经济条件、工作性质等，都会给人们带来不同程度的自卑感。有的人面对这些会一笑而过，然后继续奋斗，这些不但没有使他们自卑，反而给了他们努力的动力；但对于有的人来说，即便是十分小的挫折和失败都是重大打击，致使他们变得消沉和自卑，而这种自卑感如果没有得到及时、妥善的处理，久而久之就会变成他们人格的一部分，表现在行为上就是遇事退缩不前，甚至直接回避，最终形成回避型人格障碍。这其实是由于他们神经过程的感受性高而耐受性低，即对挫折的感应比一般人要强烈造成的。

回避型人格障碍的自我修复

了解了回避型人格障碍的形成原因，或许我们就有了诊治的重点和方向。心理学家认为，回避型人格障碍的诊治应当从自卑感的消除和交际障碍的克服这两点出发，在逐渐消除自卑感、提升自信心的同时，结合人际交流的逐渐加强，双管齐下，共同作用，最终达到消除症状的目的。

1.自卑感的消除

首先，要全面客观地认识和评价自己。我们已经知道，自卑心理的产生多半是因对自己的评价过低，因此，你需要全面地了解和评价自己，重新认识自我并提高自我评价。在日常生活中，你要重建认知，对自己多做正面评价，善于发现自己的优点，缺点既然不可避免，但也不要拿它们去和别人的优点相比较。人无完人，缺点人人都有。

其次，心理学家研究发现，有自卑感的人往往比较谦虚，会体谅人，很少与人争夺名利，做事谨慎，为人也随和易处，这些其实都是自卑者的优点，只不过一直都未被发掘。但心理学家指出，这些优点并不是让自卑者继续保持自卑，而是要挖掘出一直被隐藏的优点，进而自信起来，不要总是觉得自己一无是处。因而，从现在起，全面认识自我，为自己做一个客观、全面的评价，提高自信心，相信你也是很棒的。

最后，做好积极的心理暗示。心理暗示的力量是非常大的，积极的心理暗示能够使人产生巨大的心理正能量，提高自信。所以，你一旦感到自卑、信心不足时，不妨给自己一些积极的心理暗示，比如"我肯定可以！""我也是正常人，别人能做的事情，为什么我就做不好？"等，然后再勇敢尝试，这就已经成功了一半。可见，自卑心的消除还需要当事人不要在行动之前给自己过多的失败提示，而是多些鼓励，充分激发被压抑的自信心。

2. 交际障碍的克服

患有回避型人格障碍的人往往都有不同程度的人际交往障碍，比如与人交谈时害羞，不善言谈，害怕在众人面前露出丑态，等等。专家建议，你可以针对这种情况制订克服人际交往障碍的交友计划并严格按照计划执行，逐步消除并最终克服交际障碍。这项交友计划可以先从简单的起始阶段开始，你可以根据自身状况逐次加大难度。交友计划举例如下：

第一周：坚持每天与同学、室友、同事、邻居或家人等其中的某一个人聊 10 分钟。

第二周：像前一周一样，和他们中的某一位继续聊天，并坚持聊 20 分钟，和其中的某一位也可以多聊 10 分钟。

第三周：保持上一周的聊天时间长度，这周最好找一个谈得来的朋友，坐下来进行一次不计时的聊天。

第四周：继续保持上一周的聊天时间长度，找几个朋友小聚一回，期间可以随意谈心，也可以在周末组织一次外出郊游。

第五周：保持前一周的聊天时间长度，积极参加一些讨论会。

第六周：依旧保持前一周的聊天时间长度，试着去和陌生人搭话，或者和不太熟悉的人交流。

这项交友计划看似不难，但实际操作起来并不容易，所以还是有必要找个监督者，帮忙监督任务有无达标，监督是否有进步，等等。期间如果觉得枯燥无味，甚至有想放弃的念头，也很正常，但都要设法克服。咬牙渡过难关，后面就变得轻松了。

▶ 矫正自恋型人格

自恋型人格障碍案例

一

邓某是名牌大学的高才生，年轻能干，现在已经是一家外企的部门经理，月薪上万。今年29岁的她算是单位里最年轻的管理人员了，作为一名女性，可以说她的事业已经很成功了。邓某生性爽朗，但脾气不好，又非常自信，常常唯我独尊，不能接受任何批评。

她有一个青梅竹马的男友刘某，比她小两岁的刘某大学毕业之后一直在一家国企上班，并担任技术干部一职，虽然收入没有邓某高，但工作不累，性格有点内向和被动，对邓某也非常好。两人性格互补，感情深厚，但两人最近却常常因为一些生活琐事起纷争。

事实上，他们的问题是在同居之后才开始出现的，虽然整天吵吵闹闹，但双方心里还是有彼此的，结婚的日期也在争争吵吵中定了下来。近期，双方就装修房子的问题一直意见不统一，邓某希望各方面都按照她的意愿做，根本不接受男友的建议，甚至有一次在争吵中邓某还骂刘某没有眼光、没有主见、窝囊等十分不入耳的话。

刘某毕竟是男人，开始时他一直忍让，直到后来邓某"啪"一个巴掌抡在他的脸上。至此，双方感情破裂，原定的婚期也取消了。邓某虽然有点后悔，但也不愿低声下气地道歉，眼看已经年近三十，邓某心里其实也不是滋味。

此后很长一段时间，邓某都非常难受，常常失眠，白天没有精神，脾气也越来越暴躁，这已经严重影响到了她的工作和生活。这件事被她的一个好姐妹得知了，刚好这位好姐妹的丈夫是位心理医生。在一次比较轻松的聊天过程中，这位心理医生顺便给邓某做了一次心理分析。

他根据邓某的描述以及最近发生的事情分析，邓某性格中的自信程度已经超出了常人，并且唯我独尊，颐指气使，不能接受批评，这是典型的自恋型人格。加上在单位里邓某一直都是管理人员，很多人都得听她的指挥，所以，也有职业病的成分。

正因为如此，才导致邓某变得越来越强势，希望在家庭生活中，另一半也要毫无条件地听从自己的安排，否则就暴跳如雷。如果婚后果真如此，那这种婚姻就是失衡的，阴盛阳衰，男性的压力也会与日俱增。可见，这种自恋型人格障碍对个人婚姻的影响是非常大的。

邓某在这位心理医生的说服下，决定改一改自己的脾气，并接受了矫正建议。不久之后，邓某主动找到刘某，向他道歉，两人关系也有了缓和。

二

挪威爆炸枪击案的凶犯安德斯·贝林·布雷维克想必已经被很多人所知，但最令人们记忆深刻的是，这个凶手有着一张自信十足的脸——细长的鼻梁、尖尖的下巴和冷漠深邃的眼神……据了解，布雷维克在这次袭击还未开始之前就已经准备了很多年，他为了给自己一个完美的外表，曾多次进行了整容手术。

挪威的心理学家斯文·托格森认为，布雷维克患有严重的自恋型人格障碍。杀人之后，他的脸上露出的是满满的自豪感，没有一丝愧疚之意。人们从他的一张普通照片上也可以看出，他的脸上时刻都展现出一种必胜的喜悦，似乎在暗示着他对自己非常满意。

三

有一位年轻的女硕士娄某，现年 26 岁，是一名文学专业的研究生，从小学到大学一切都非常顺利，没有经历过什么挫折。大学毕业之后，她被推荐读研，而就在读研期间，她开始觉得很无助，甚至已无心再坚持下去。

原来，就在前不久，她写了一篇论文，这篇凝聚了娄某许多汗水和心血的论文被她自己视为经典，本以为会轰动一时，在文学界产生重大影响。但在论文还未写完时，她的导师就提出了意见，要求她中止写作。娄某可不这么认为，她太有自信了，总以为是导师在嫉贤妒能，担心这篇文章一旦发表，会掩盖他们的光芒。所以，她坚持继续写作，认为导师在故步自封，自己没有必要陪他们一起，甚至想要用实际行动去证明自己。

她还坦言，最近和同寝室的女伴也出现了很多矛盾，以前关系很好的姐妹，现在却红了脸。娄某一度认为是同伴在嫉妒自己的才华，担心自己超过了她，所以才想在背后使坏。为此，娄某天天心情低落，天天失眠。不得已，娄某找到了心理医生，听了她的自述，心理医生认为娄某是患上了自恋型人格障碍，需要及时进行治疗。

自恋型人格障碍及其诊断标准

自恋型人格障碍的患者多数都有以自我为中心的特征，他们总是过度地重视自己，对他人的评价又过分敏感，别人的赞美之言，他们听后会洋洋得意，但如果是批评的言语，他们就会暴跳如雷。他们妒忌他人的才能，甚至有自己得不到的别人也不能得到的想法。在与人相处的过程中，几乎不会换位思考。

这类人缺乏一定的同情心理，因而人际关系也不好。在很多方面，他们都有不切实际的追求目标，自视甚高，不容他人有一丝一毫的贬低言论。所以，他们常常会遭遇来自各个方面的挫败。

在以上三个案例中，邓某因为自恋而飞扬跋扈，试图操纵工作和生活中的一切，为此，她失去了青梅竹马的恋人，自己也陷入情感挫折之中；案例二中的凶犯也正是因为自恋型人格障碍，多次整容并对自己过分迷恋，即便是在行凶之后，也依旧流露出自豪的神情；而案例三中的娄某也是自信过头，认为身边的人都在嫉妒自己的才能，导致自己难以继续读研。

日常生活中，人人都有或多或少的自恋倾向，我们常说某人很自恋，但对方并不一定就是自恋型人格障碍。那么，我们要如何确诊这种自恋型人格障碍呢？目前尚无完全一致的诊断标准，但通常只要符合以下项目中的五项，便可确诊为自恋型人格障碍：

1. 过分自大，自信心爆满，对自己的才华赞不绝口，甚至夸大其词，期望引起他人注目；

2. 总是喜欢指使别人为自己做事，为自己服务，完全听从于自己的意见；

3. 渴望拥有持久性的关注与赞美，喜欢被簇拥的感觉；

4. 嫉妒心强，见不得别人超过自己，自己得不到的也不愿让别人得到；

5. 不能接受批评，对批评和否定的第一反应是愤怒、羞愧，甚至感到可耻，但并不一定表露出来；

6. 十分坚信自己所关注的问题是世上绝无仅有的，认为这通常不会被某些特殊人物所了解；

7. 总是对永久性的成功、权力、荣誉，包括美丽的容貌、理想的爱情等存有不切实际的幻想；

8. 十分自信地以为自己理应享受别人没有的待遇或特权；

9. 缺乏同情心，因而建立亲密关系很困难，人际关系也比较糟糕。

自恋型人格障碍的形成原因

自恋型人格障碍的成因，简单地说应该是与幼年时期的经历有关。现代客体关系理论分析认为，自恋型人格障碍患者是"以自我为客体"的，也就是一种"你我不分，他我不分"现象。而造成这种现象的根源应当追溯到患者的幼年时期。经典精神分析理论认为，自恋型人格障碍患者无法将自身本能的心理能量投射到外界的某一个客体上，能量不能投射，就只能积聚在自身内部，这就形成了自恋。

幼年时期的经历，譬如父母长期分居，不能在子女身边照顾他们，或者父母关系不好，一方对另一方的态度极其恶劣，或者是父母的过度溺爱等，这类经历都会促使孩子产生"我爱我自己"的思想意识，认为只有自己爱自己，才更加安全和可靠。

精神分析学家科胡特认为，每一个人在婴幼儿时期都带有自体自大、夸大的倾向，譬如婴儿只要稍稍有不适感，就会放声大哭。在他们极小的时候，是家长怀里的"小皇帝""小公主"，当他们在父母那里获得满足后，便自觉欢乐；如果不满足，则表现出不满，甚至是暴怒。当然，不满足的情况极少出现，家长将婴儿照顾得很周到。

但当婴儿生活在长期无法获得夸大的自体自恋的满足的环境中，婴儿便会对外在失去希望，大脑就会根据实际情况而放弃这种寄希望于外在的正常的循环回路构成，转而用自体幻想性循环回路去填补这一空缺；而这种幻想会阻碍自体去了解正常的自恋的现实性，超出普通人可以接受的范围，进而形成自己特有的自恋倾向，导致自恋型人格障碍中的夸大个性的表现。简单而言，婴儿在这个过程中学会了自我关注，而这种自我关注成为它们求生的一种本能。

此外，科胡特还认为，家长，即抚养者的情绪、个性如果经常出现问题的话，就会在这期间将自己的自恋失败的愤怒情绪传递给婴儿，内化到婴儿的心理信息系统中去，最终成为婴儿在以后无意识判断人际关系的部分情感基础，这就是有名的"转变的内化作用"观点。长此以往，就会对婴儿成年后的人际情感能力造成直接影响。

还有一种情况是，父母本身就非常自恋，自恋的父母是很难去关注孩子的心理需求的，导致孩子的内心需求被忽视、羞辱，甚至是攻击。那么，孩子就会在内心深处产生极度需要被爱、被关注的渴望。对于这些缺乏关爱的孩子来说，为了赢得关注和认可，就变得比较爱表现、爱表演，并养成表演型特质。

因为缺乏关爱，孩子没有安全感的保障，他们会想办法启动自我保护机制，尝试模仿，并很快发现这一行为能够起到操控父母和其他人的目的，多次实践之后，他们很容易走上模仿表演的道路，最终形成表演型人格障碍，也叫作癔症型人格障碍。

这里我们需要了解的是，癔症型人格障碍和自恋型人格障碍的表现极其相似，两者唯一的不同之处是：前者的患者比较外向和热情，而后者的患者则偏于内向和冷漠。

自恋型人格障碍的自我修复

针对自恋型人格障碍的治疗，有关专家提出了以下两种方式：

1. 解除以自我为中心的思想观念。我们已经知道，患有自恋型人格障碍的人总有自我中心观念，认为自己是独一无二、不可超越的。在分析了该人格障碍的成因之后，我们看到，很多自恋型人格障碍患者的行为都比较倾向于婴儿化，或者说他们的言行和思想已退回到婴儿时期，自然就不可能适应成年人的世界和生活。所以，自我修复的第一步应该要解除这种以自我为中心的思想观念。

你可以在充分了解了婴儿行为的前提下，把自己以为的会令人厌烦的个性特征、他人曾经对自己做出的批评都一一罗列出来，最好写在一张纸上，譬如"我希望一直被关注和赞美，但有人批评我时我会发脾气"或者"我喜欢被簇拥，像皇帝一样，还可以指使别人去做事，但很多人都不喜欢这一点"等。

接下来，要好好回忆一下小时候的事情，想想自己是如何一步步在父母和亲戚的夸赞下长大的，或者小时候被母亲无微不至地照顾，衣来伸手，饭来张口，自己仿佛就是个美美的"小公主"或"小皇帝"；又或者总是想方设法地想要得到父母的关注，常常故意制造事端、调皮捣蛋，以此引起父母的注意……诸如此类的回忆会使你意识到，如今的你其实还在渴望小时候的生活，有童年时期的某些幼稚行为的影子。

意识到这一点之后，就警告自己不能再这样下去了，毕竟今日的你已经成年，肯定不能再回到小时候了，唯一的方式就是改变自己，改变以往的以自我为中心的幼稚行为，认识到这个世界并不只有一个优秀的我，谁都可以优秀；如果我想要得到关注和赞美，就应该努力工作，用更好的业绩去证明自己；我会羡慕别人的好东西，但不要妒忌，我也有我自己的好东西；我有手有脚，也不再是小孩子，很多事情要自己做，不要轻易指使别人……

当然，为了保证治疗的效果，最好找一位监督者，你可以给他一个权力，即在你出现自恋行为时，马上命令你停止，而你也不要因此大发雷霆。只有这样，以自我为中心的自恋症状才会慢慢被克服。

2.学习爱人。患有自恋型人格障碍的人缺乏同情心，内心少有对他人的关爱，只有自己，认为自己爱的前提是对方也刚好爱自己，否则是绝对不可能主动去爱别人的。所以，从现在起，你要学着去接纳和关爱他人。心理学家认为，如果一个人爱是因为被爱，那这种爱就属于"幼儿的爱"；而如果爱是因为需要，则是一种不成熟的爱；而成熟的爱则认为

"因为爱，所以才被爱"。由此可见，自恋型人格障碍患者的爱是"幼儿的爱"，也是不成熟的爱的模式。所以，要想矫正自恋型人格障碍，就必须要改变这种爱的形式，学会用成熟的爱去爱别人。

比如，你主动地去关心对方，哪怕就是一句十分简单的招呼或安慰，对方都会觉得感激，甚至由此拉近你们之间的关系；在别人有困难时，你主动伸出双手，对方也会铭记于心，而在你需要帮助时，对方就会二话不说伸出援手；或者当你的另一半为你削了一个苹果，递给你时，不要认为那是理所应当的，给出你的笑容，并为对方做点什么，这样对方会感受到自己的付出没有白费，自然也会一如既往地照顾你……总之，不要等着被爱，而是要主动关爱对方，无论如何，你都会因此而获得爱。

按照以上方法坚持训练，自恋型人格障碍的症状便会得以缓解。

第六章

特别关注——特殊人群心理调适

生活中总有一些比较特殊的人群需要得到社会的关注和帮助，他们处在某个阶段，遭受生理和心理的双重困扰，这个时候最需要的是心理关注和自我调节。本章重点针对处在青春期的青少年、处在更年期的成年人、因为失独而陷入心理困境的父母们以及因父母离异而成为单亲子女的孩子们，根据不同的心理状况，介绍一些心理调节的方法和心理治愈的技巧，希望大家早日找回乐观和幸福。

▶ 青春期心理调适

生物学认为，10～20岁这段时期是青春期，而在心理学上，则是指15～28岁这个年龄段，10～15岁其实还是儿童期。所以，青春期也是一个孩子从儿童转化为成年人的一个过渡阶段，被德国有名的儿童心理学家夏洛特·彪勒称为"消极反抗期"，也叫"青春叛逆期"，处在这个年龄段的孩子一般心理都不太成熟，心理闭锁和叛逆成为普遍的心理现象与行为特征。

心理闭锁及其心理关注

处于青春期的孩子情绪不稳定，像只刺猬，面对父母沉默寡言，学习不用心，却热衷上网和玩网游……很多家长都这样描述自家的孩子："儿子总是说不得，碰不得，稍不如意就发脾气。""女儿喜欢上网，我很想看看她都在干吗，和谁聊天，聊什么，不想她因此耽误功课，但她一见我就收起手机，还说我不尊重她的隐私。""孩子总说学习压力大，作业多，但我就看到他天天晚上对着电脑写作业，不让他上网，他就直接扔掉作业不写了。唉，拿他没辙！还指望他考上大学呢！"……

这些都是一些家长在见面时互相"吐苦水"时说的话，这一说才知道，原来处在这个年龄段的孩子们都有类似的问题。他们不小了，但也不算大，他们好像什么都懂了，但就是不懂什么叫责任心，什么叫懂事，更不愿意多和父母沟通。

心理学家认为，孩子面对家长态度冷淡、性格孤僻、情绪不稳定等现象，其实是青春期的孩子从不成熟走向成熟的一个过渡阶段。该阶段的心理反常现象被称为"青春期心理闭锁"。主要表现为：不愿意向外界袒露心声，只向一些自己信得过并且能够亲近、交流的对象打开心扉，家长一般都被排除在外。而作为这些孩子的家长需要做的不是强行管制，而是尊重这种心理现象，给他们一个独立空间，以朋友的身份去和他们交流，陪他们度过这段成长期。

有一位中年父亲，女儿上了中学之后，在女儿14岁生日时送给她的生日礼物就是一个带锁的日记本和一个可以上锁的抽屉，并且给女儿准备了一个单独的小房间。他说："丹丹，这里以后就是你的私人空间了，爸妈进门都会先敲门的。"丹丹一开始很惊讶，因为她的很多女同学的父母都在严格监视着她们的日常行踪，更别提什么隐私了，所以丹丹感到非常快乐，经常回家和爸爸妈妈讲学校里的事情。那本带锁的日记本里也有她不愿和爸妈提及的小秘密，但她和别的女同学比起来，性格明显要开朗很多。

此外，面对一些喜欢上网玩游戏的学生，很多家长和老师也表示很担忧。针对这种现象，心理学家建议，不要过分制止他们玩游戏，因为会适得其反，越是被禁止的事情，他们反而越感兴趣。因此，应该走进孩子的心灵，多与他们交流，教他们自己做决定。如果孩子的学习成绩一直很好，因为玩游戏而出现明显下滑，家长可以平心静气地和孩子谈心，引导他认识到玩游戏已经影响到了学习成绩，然后把决定权交给他自己。只要孩子真正意识到了这一点，加上家长的正确疏导，孩子通常都会有所克制。在此基础上，家长可以要求孩子暂时放弃游戏，并允许他在提高学习成绩之后适当玩玩游戏。

如果孩子的学习成绩一直都不好，最近又迷恋上了玩游戏，家长也需要与其谈心，必要时可以说服孩子制订一套学习和玩游戏的计划。比如每天放学后要先写作业，在完成作业的基础上可以玩一个半小时的游戏，成绩提高了就可以增加玩游戏的时间，等等。

总之，家长在处理这类问题时，要尊重孩子并重视他们的决定权，这有助于培养他们的自觉性和承担责任的意识，也容易使孩子产生荣誉感和成就感。如果家长过分地介入孩子的生活，什么事都是家长做决定，孩子一点发言权都没有，久而久之，他们会反感，失去自信心和责任心，甚至和家长作对，形成逆反心理。

逆反心理及其心理关注

处在青春期的孩子大脑发育已经渐趋成熟，思维方式和看待事物的视角也与童年时期有所改变，从以前的单一化正向思维开始向逆向、多向、发散等思维转变。此外，该时期的孩子的性别意识和性意识已经逐渐强化、建立起来，也就渐渐形成了强烈的个性意识、独立意识和成人意识。因此，叛逆是青春期的孩子的本性使然，需要家长和老师们的理解和帮助，在理解、关怀、鼓励和尊重的前提下沟通和交流，施行劝导。

心理学家认为，青春期孩子的叛逆行为是心理不成熟的表现。由于心理上的成熟滞后于生理上的成熟，再加上阅历不足、经验匮乏，孩子的一些认识还不到位，不坚定，容易出现动摇。思维方式有批判性和独立性的特点，但在认知方面还存在片面性、过激、固执、极端性等问题，很容易将家长和老师的劝解、提醒、督促等当作不理解和不尊重他们的行为，内心便会产生逆反情绪，做出和家长、老师的劝说完全相反的甚至是更为偏激的行为来。

所以，家长和老师们要留心观察孩子的言行，不要因一时生气就责骂，而要在冷静和理智的情况下，用正确的方法引导孩子自己领悟，用宽容的胸怀去看待孩子在这一时期所犯的错误。当然，这并不是一味包容，放任不管，而是要找到解决问题的途径，用有效的教育方式对青春期的孩子进行心理关注和疏导。

实际上，叛逆心理与孩子的家庭环境是分不开的。如果家庭环境中存在不良因素，必然会影响到孩子。比如家长教育方式的粗暴，总是用命令的口吻、无休止的唠叨、专制式的压制等，都会增加孩子的心理压力。长此以往，孩子就会在心理上产生抵触，出现叛逆心理。所以，家长应该转变角色，不要做管制者，而是以朋友的姿态关注他们的心灵成长，给予其生活上的关照的同时，也不要忽略了孩子心灵所需要的呵护。而且，和谐的家庭氛围也很关键。一个温馨的、幸福的、充满笑声的家庭会给孩子的心里注入阳光，有助于其心理健康的培养，反之，孩子就很容易出现负面情绪。

青春期孩子的叛逆思想和行为也摆脱不了学校的影响。除了家庭，孩子平时待得最多的地方就是学校了，学校的教育环境和方式不当，如过分注重分数而忽略其他方面的发展或挑剔缺点、填鸭式教学，忽略学生的学习自主性和独立思考问题的能力，教学中偏重优生而忽视差生等，都会让学生产生逆反心理。当然，教师自身的素质也会对学生造成一定程度的影响。因此，教师们如果发现了逆反心理或行为比较明显或强烈的学生，一定要先从学校的教育手段分析，找到教育中存在的问题，对症下药，只有这样才能从根本上解决问题。

当然，孩子本身接触到的同龄群体中的不良因素也会对其造成一定影响。孩子在接触同龄人或相近群体时，很容易出现相互认同、相互感染和转化的现象，比如爱出风头、唱反调、突出个性等不良风气都会潜移默化地影响和感染孩子，导致叛逆心理的出现。所以，要纠正孩子的错误认知，引导其用正确的眼光去分辨不同性质的言行所产生的社会意义，使其学会自我审视和自我调整。

当网络开始流行并成为人们日常生活的一部分时，孩子也会深受影响。电视和网络等大众传媒总是注重新奇和迎合大众的口味，所以很多内容都不可避免地会对孩子造成负面影响，使他们过早地接触成年人世界中的不良和世俗的东西，影响孩子们反文化心态以及反文化意识的产生与形成。可见，一个剔除了杂质的、干净的文化环境有助于青春期孩子的文化教育。

如何对待青春期孩子

有一个法国小男孩，一天，他在客厅玩篮球时不小心将书架上的一个古董花瓶打落在地上，随着一声清脆的响声，小男孩知道自己闯了祸。于是，他急中生智，赶紧找来胶水把碎片重新粘在一起，心惊胆战地放回了原位。那天晚上，小男孩一直心不在焉，而他的妈妈也已经发现了异常，并注意到了花瓶的变化。妈妈问他怎么回事，小男孩虽然紧张，但还是很机灵，他谎称是一只野猫从窗户外面跳了进来，然后碰倒了花瓶。

妈妈当然不会相信，但是她并没有当场拆穿孩子的"谎言"，反而在就寝之前来到孩子的房间，并把一个装有三块巧克力的盒子摆在小男孩的面前。她拿出一块巧克力，对儿子说："这是我奖励你的，因为你的想象力简直太神奇了，在你的大脑里有一只会开窗户的猫，也许不久的将来你会写出一部非常精彩的侦探小说。"

小男孩十分讶异地看着妈妈，只见妈妈又拿出一块巧克力，说："这块也是奖励给你的，因为你出色的修复能力，居然让一只破碎了的花瓶又恢复了原样，把裂缝黏合得几近完美。"然后她又把第三块巧克力放在了小男孩的手上，说："这块巧克力代表我的歉意，身为母亲，我不该把容易破碎的花瓶放在容易掉落的地方，我为对你造成的惊吓感到抱歉。"

此时，小男孩早已不再紧张或害怕了，反而觉得妈妈特别美丽和伟大。那次以后，小男孩就再也没有撒过谎，因为他意识到妈妈是那么爱他并且保护他的自尊心，为了母亲他也愿意做个不撒谎的好孩子。

心理学家认为，教育方式和孩子的人格形成之间有着十分特殊的密切联系。比如，孩子生在一个"麻将世家"，父母都会打麻将，那他肯定也会打麻将。所以，如果家长希望自己的孩子好好读书，不妨先自己做出榜样，即便不爱看，也要试着做出看书的样子，给孩子做一个正面的榜样。下面是心理学家给家长们的一些建议：

1. 试着用无知的心态去看待孩子的世界。现代社会已经不同于以前，信息摄入量大了，价值观变得多元化了，现代人大多都在追求舒适和享受。当孩子出现自己不认同的思想和行为时，家长应该放低姿态，和孩子共同去认识新事物，而不要总是用自己既往的经验去处理现在的问题。

2. 允许孩子有自己的个性。每个人都需要有自己不同于别人的地方，孩子也一样，他们也希望自己受到关注，家长应该积极认同，不要做出绝对的否定，而是辩证地接纳，允许孩子展现个性，并引导孩子认识到自身行为的积极和消极意义，指导其正确理解和展现个性。

3. 改善与孩子的关系。家长要主动和孩子搞好关系，在孩子身上找回自己的好奇心和童心，借助积极认同，通过沟通达到充分共情的目的。在沟通时注重肢体语言的运用，少用刺激性、贬低性的口头语言。让孩子在家里彻底放松，感到在家中有充分的安全感。在出现矛盾或争吵时，要避免矛盾激化和扩大，关键时刻要有策略地解决冲突，比如延迟发怒时间、暂时离开矛盾现场等。必要时也可以做出部分退让，换位思考并做出让步。

4.尊重少数群体的观念和文化。家长们会在一起讨论，某某家的孩子不善言谈、性格内向、不爱说话、不阳光等，诸如此类的言辞评价会贬低孩子，影响其自我评价。所以，家长应该尊重孩子的性格，用辩证的观点去看待不被大众接受的少数群体的观念或文化。比如，孩子不够阳光、性格内向，还有点忧郁，那家长应该做的不是否定他，而是引导孩子发现自己身上的优点和长处，因为多数诗人和有成就的人都属于内向性格，忧郁的人更懂得感悟生活，懂得用文字表达内心。

5.用成长和发展的眼光看待孩子。学习不是孩子在这个年龄段里唯一的事情，比学习更重要的还有人格的塑造，家长不能忽视了这一点。所以，当孩子有一些不爱学习的表现时，不要过分着急，更不要轻易动怒，要用成长和发展的眼光去看待自己的孩子，允许他们犯每个年龄段都会犯的错误，因为不同年龄段的经历往往是一种成长的资源，既宝贵又没有第二次机会。

6.巧妙引导孩子面对"早恋"问题。"早恋"是一种不成熟心理的表现，需要有正确的引导，家长在发现孩子有"早恋"倾向时，要引导其转变方式，用正确的方式去喜欢一个人，比如家长可以引导孩子好好学习，将来和对方考入同一所大学等，并用一种欣赏的眼光去看待孩子在这个年龄段表现出的美好情感，而不是一味否定和阻挠。当然，在处理这个问题时，家长可以多留心、多花心思，但不要在孩子面前过分强化后果，根据孩子的具体情况采取具体的处理方式，一定要巧妙，切忌操之过急。

7.家长最应该给予孩子的是理解。父母在和孩子相处时，一定要理解在先，青春期的孩子之所以会出现心理闭锁和叛逆，就是因为他们认为家长根本就不理解自己。所以，家长首先要站在孩子的视角上看问题，多和孩子分享，帮助孩子，但不要随意为他们做决定，不要用价值观的评判性语言去和孩子交流，而是说出自己的担忧和感觉，给予建议而不是命令。

▶ 更年期心理调适

廖女士今年 47 岁，最近她总是怀疑丈夫周某有外遇，好几次跟踪丈夫，观察他与另外一位女性的往来。每次周某回家后，廖某做的第一件事再也不是递给周某拖鞋，并接下他手里的皮包，而是检查他的衣服上有没有香水味，并且不停地询问他这一整天的行踪。周某火了："我受不了了，离婚！"廖某一听丈夫提出离婚，吓傻了，她倒在床上大哭，认定周某肯定是有外遇了，不然不会这么大岁数了居然还要和自己离婚。

这件事情之后，廖某打电话给在外地工作的女儿，很委屈地向女儿讲一些烦心的琐事，包括周某的离婚要求。女儿询问廖某这段时间都有哪些情绪表现，并问她跟踪父亲后都发现了什么。廖某支支吾吾："其实我也没发现什么，你爸白天在单位工作确实很累，我打听过，那个女的其实就是他们公司最近新合作的商家代表。"

"就是啊，您先别着急了，爸爸肯定是一时气话。"女儿安慰完了廖某，就给周某拨通了电话。在电话里，她确认了真实情况，并提醒父亲带廖某去看看心理医生，因为她觉得母亲是因为更年期到了，所以才会胡思乱想。

周某当天下午就带着廖某去看了心理医生。医生根据廖某的自述，再向周某了解情况，在确定周某确实不存在外遇问题之后，心理医生说廖某现在正是更年期，比较敏感多疑，情绪难以自控。加上本人并不知道自己的情况，就把外界的各种因素放大处理，导致情绪失控，一反常态。心理医生还介绍了更年期容易出现的症状，建议廖某不要过分自责，要注意心理调节，及时消除焦虑、紧张等负面情绪，只要保持良好的心态，加强锻炼，坚持一段时间就会好转。

同时，医生还不忘叮嘱周某，要理解妻子的情绪变化，因为廖某所表现出来的"怀疑"，是属于更年期的病症反应，即妒忌心理，身为丈夫要关心其身心健康，尽量让廖某处在一种愉悦的家庭氛围里，对其表现出来的不同于以往的言行要体谅和理解，不要在意，帮助妻子一起渡过难关。而针对廖某的妒忌心理，心理医生建议，在病情较轻的情况下，可以服用镇静剂、雌性激素等药物，需要及时发现及时治疗，否则会向精神疾病转化，产生严重后果。两个月后，廖某感觉到自己的情绪渐趋稳定，也不胡乱猜疑了，生活又恢复了之前的平静。

更年期是一个人由成年向老年过渡的一个阶段，女性一般在 45 ~ 55 岁就步入更年期了，男性通常在 50 ~ 60 岁。也就是说，更年期是每个人都需要经历的一段时期，只不过在女性身上所体现出来的变化要明显一点。不管是从心理或生理上来说，还是站在社会功能的角度上，处在该阶段的人一般都比较成熟、干练，但体内内分泌已经出现改变，其他生理功能也逐渐走向衰老，进而由生理突变引发一系列心理突变，因而更年期也被称为人生中的第二个"多事之秋"，需要更多的护理和保健方能顺利度过该阶段。

首先，要科学地认识更年期是人类生命的必然转折时期。该时期是不以人的意志为转移的，属于一种自然规律。当然，每个人在这一时期的表现都不一样，病症的轻重程度、时间长短等都存在差别。即将进入更年期的或者已经进入更年期的人，特别是女性，需要给自己一个心理缓冲的过程，做好准备去接受，要尽力提高自我控制的能力，既要认识更年期比较常见的一些症状在自己身上的具体体现，又要有意识地去控制这些症状，如果内心烦闷、情绪低落，要懂得安慰自己，进行适当的调理，切忌盲目怀疑、猜忌，不要总是有意识地去寻找缺陷，避免影响到自己的情绪。

其次，要正确看待这一时期出现的所有症状，发现问题要及早调理和诊治。有些人在更年期不会有较大的情绪和心理反差，而有的人却非常明显，但不管有没有发现症状，都应该主动去做健康体检，及早做好自我调节工作。

最后，处于更年期的人还需要有家人的关爱和理解。站在一个家庭的角度上分析，妻子和丈夫中的任意一个人处在更年期时，另外一方都要充分理解和体谅，对个人、家庭、社会等都要有一个正确的、积极的评价和认知，一方面自己要认识到自身状况，尽力克制，另一方面家庭成员也要努力适应和配合，多包容。子女在此时也要多与父母沟通，假如他们出现烦躁、易怒等情绪时，一定要给予理解、宽容与照顾，帮助他们渡过这一关。

▶ 失独者心理调适

陈女士原本有一个很幸福的三口之家，丈夫在外忙事业，乖巧听话的儿子陪在自己的身边，但这幸福却在 2005 年 11 月 1 日彻底结束了。当天，陈女士 18 岁的儿子姜某突发脑出血，经抢救无效死亡。从此之后，陈女士便成为众多失独者中的一员。

儿子离开后，陈女士也与丈夫办理了离婚手续。事实上，陈女士和丈夫的关系并不好，每次儿子问她，她都会谎称是因为父亲在外面忙工作，所以很少有时间回家。陈女士在离开丈夫时，没有提出任何财产要求，只带走了儿子生前睡过的大床和床前的一张照片，还有儿子小时候玩的玩具。

此后的三年，陈女士换掉了手机号码，只身一人躲进了一个与世隔绝的小山村里，与外界断绝了一切往来。而三年后，她重新回来，经人介绍重新组建了一个家庭，但失去儿子的创伤依旧时时刺痛她的心。一个偶然的机会，陈女士在网络上结识了一群与自己有着类似经历的人，他们在网络上主要通过一个群互动，在这个由137个人组成的"失独者"QQ群中，有将近一半的人和陈女士一样，先是失独，然后就是离婚。大家似乎很有默契，不提失独之痛，但会彼此安慰，相互鼓励。

失独者是指那些失去独生子女的父母，他们大多都在50岁以上，女性一般都是在失去生育能力之后。家中都只有一个孩子，但这唯一的心肝宝贝却因为意外事故或天灾人祸而先白发人而去，这些失去了独生子女的父母在此后的岁月中，既没有了再次生育的能力，也永远无法摆脱丧子的悲痛。

有调查显示，2012年中国至少有100万户失独家庭，并正在以每年7.6万的速度增长。失独者是一个正日益庞大的社会群体，也是长期被人忽视的群体。当唯一的孩子离他们而去，他们的幸福生活也瞬间戛然而止，悲痛永远都会盘踞在他们的生活中，无法消除。他们选择继续活着，但又要如何去安置自己的后半生呢？如何将痛苦化解？周围的人又该给予他们什么样的帮助呢？

陈女士在失独后断绝了与以往所有亲戚朋友的联系，她觉得哪怕是亲戚们只是向她问好，都会令她感到万分痛苦，不由自主地想起伤心的往事，而在与那些跟自己有着相同经历的失独者们在一起时，她才会感到温暖，才会从中得到想要的安慰。心理学家认为，这是因为过于伤痛的经历存在于他们极为敏感的神经内部，一点点关于过去的人或物的出现都会牵动他们的神经，导致他们再次陷入悲痛。这其实也是失独者的创伤心理在起作用。

这又让我们想起了2008年的汶川地震。在那次地震中丧生的独生子女家庭的孩子，任凭父母如何声嘶力竭地呼喊，也不能改变这残酷的现实，而这群失去了子女的父母从此就成了失独者。有研究发现，在地震中丧失亲人的失独者群体的心理创伤是最严重的，汶川那一场地震至少让4万家长失独，而失独者这个群体也渐渐走进大家的视野，成为心理学家关注与研究的对象。

灾难之后，曾有心理学研究者对69位丧子的母亲做了调查，主要观察她们是否出现以下几种症状：一是紧张、焦虑，难以摆脱恐惧情绪的困扰；二是回避谈及地震的话题，甚至不愿意与人交流，把自己完全封闭起来；三是因心灵受到重创而出现失忆；四是连续不断地做一些与地震相关的噩梦，并经常从梦中惊醒。调查的结果显示，接受访问的人中有87%都出现了以上症状，当被问到将来有何打算时，有90%以上的人都说不知道。失独的母亲已经被这一悲痛击垮，不仅难过，而且对未来的生活也感到异常迷茫和担忧。

在失独者中，父亲们的悲痛其实也不亚于母亲们，但他们在失独之后却更倾向于接受现实，用忙碌的工作去掩盖自己内心的悲痛，因此很多父亲都选择外出打工。

此外，夫妻之间的互动也对他们的心理状况产生一定影响，如果一方还处在"寻找责任"的阶段，出现敌对情绪，那另外一方势必也会受其影响而表现出敌对，双方相互影响、相互强化，失独的心理创伤将一直滞留在受伤早期，难以愈合。如果失独的父母们目睹了现场的惨状，就很容易受到噩梦的困扰，他们往往因为未能见到子女最后一面而深深自责和愧疚。

要想帮助失独者走出心理阴影和伤痛，除了需要进行专业的心理危机干预，其实更需要有社会的支持。良好的社会支持有助于失独者面对现实，帮助他们渡过心理难关。然而，在一项调查中，研究者发现，在众多失独的父母中，只有 18% 的人得到了良好的社会支持。

所谓社会支持，主要集中在两个方面，一是源自好友的鼓励和支持，稳固的社会关系会给失独者很大的精神支持，让他们感到在精神脆弱时还可以有个依靠；二是源自那些有着类似经历的人，因为经历相似，所以很多时候都是心灵相通的，能够理解彼此和感同身受，更容易做出有效的支持和安慰，这也是陈女士最终选择在网络上获得安慰的主要原因。

事实上，失独者本人也要自己帮助自己。心理学家认为，失独父母一般在心理上都要经历三个阶段：第一个阶段是失去独子的半年到一年的时间之内，在这段时间里很多失独父母都不愿意再与外界沟通，也不愿相信失去孩子的事实，所以这个阶段也叫回避期；第二个阶段是失去独子的两年到三年的时间内，失独父母开始渐渐接受事实，但创伤依旧潜藏在内心深处，难以消除；第三个阶段是失独多年之后，父母通过各种方法逐渐走出心理阴影，并慢慢接受新事物，迎来新生。

所以，失独者们要相信，伤口终究会愈合，第一个阶段确实很难熬，为了不刺激自己，失独者可以选择暂时不与和伤痛记忆相关的人或事接触，但也不要与世隔绝，夫妻之间最好能够相互安慰和依靠。如果夫妻不幸离婚，还要有一个或两个关系要好的知心朋友，这样至少会有个精神依靠；第二个阶段就需要失独者们努力克制时不时就袭来的痛苦情绪，做好心理调节，慢慢接受身边的一切；而在第三个阶段，失独者们要着重为自己寻找"重生"的力量，在和一些与自己有着类似经历的人的接触中学会感受别人的痛苦，并从中找到共鸣，帮助他人渡过难关的同时，其实也是在为自己重新定位生活，找到生活的价值和意义所在，让自己像孩子一样，在经历过剧痛之后再一次迎来新生。

▶ 单亲家庭子女心理调适

近年来，随着离婚率的不断攀升，单亲家庭也在不断增加，很多孩子都成了大人婚姻失败的牺牲品。然而，就单亲家庭这个词而言，很多单亲的出现也并非全是因为离异，有的是因为丧偶或未婚先孕等，但从普遍意义上来看，离异造成的单亲居多。

离婚以后，孩子一般和母亲居住的比较多，因为大多数人会认可母亲与子女的关系更加密切一些。但事实证明，有 50% 以上的母亲都不能保持离婚前的那种融洽、和谐的亲子关系，很多母亲都在与孩子的长期相处中产生摩擦，直至关系恶化。有的单亲父母在离异后会考虑重建家庭，认为孩子的生活会得到改善，因为孩子会有新的兄弟姐妹，多一个关心他的爸爸或妈妈，会使原本残缺的家得以完善和修复。

但多数孩子却极为抵触，他们会忽略这里面的好处和新的幸福来源，而衍生愤怒和反叛情绪。有调查显示，父母离异的孩子很容易出现孤独、自卑、无助等情绪体验，其中也有部分孩子会感到妒忌，因为他感到自己的妈妈或爸爸将对自己的关爱分给了别人，因而抵抗情绪愈演愈烈。

有调查显示，单亲妈妈的数量要普遍高于单亲爸爸，且单亲爸爸的数量正在日益增长。据了解，美国的爸爸们都已被允许参与到自己孩子的接生过程之中，当他们目睹了孩子的出生过程，他们就会更加懂得如何去做一个父亲该做的事情，并且深刻地理解和认识这个生命，愿意在今后花更多的时间去照顾自己的孩子。

心理学家认为，家庭解体对一个孩子造成的心理影响是难以估量的。因此，很有必要对单亲家庭的孩子的心理发展做比较深刻的认识和理解，并帮助他们更好地适应单亲家庭的生活环境。

单亲家庭的孩子容易出现以下几种心理和行为特征：

一是有强烈的自卑感、怨恨情绪，甚至感到自己被抛弃。孩子会因为父母离异而感到羞耻，也不肯和别的孩子说话、交流，甚至对大人怀有敌意，久而久之，导致人际交往能力下降，缺少知心朋友，情绪低落时无人倾诉，更找不到合理的发泄口。孩子越小，这些负面影响越容易出现，负面作用也越大，并且随着时间的累积而不断加剧。

二是出现比较严重的性格缺陷，个性发展受到影响。家庭是孩子成长的主要环境，离异给孩子的教育造成缺失，容易导致孩子怯懦、冲动、粗暴、情绪不稳定、病态防范等不良心理。

三是心灵创伤难以修复，长时间持续。有调查显示，在离异的单亲家庭中，有37%的孩子在父母亲离婚五年之后，当初的心灵创伤仍旧难以愈合，而29%的孩子称自己还在勉强应付和煎熬之中。

四是导致孩子出现不同程度的行为问题。家庭破裂给孩子造成了心理阴影，他们往往会与父亲或母亲产生对抗情绪，使得他们的行为出现叛逆的倾向。家庭也因为缺乏温暖，孩子们很容易与社会上的人打交道，沾染上一些不良的行为习惯，如逃学、撒谎等。

心理学家建议，离异的父母在孩子的教育方式上要讲究方法，避免陷入误区。

第一，要坦白而平静地告诉孩子自己与另一半离婚的事实，并给孩子鼓励。单亲妈妈或爸爸和孩子一起生活、相处，这是必须要向孩子坦白的一件事，但是在陈述的时候要心平气和，并鼓励孩子勇敢面对今后的生活，告诉孩子，虽然爸爸或妈妈不能和他们一起生活，但只要他们需要，父母都会第一时间出现。

第二，要让孩子感到充分的安全感，而不是你报复对方的工具。要知道，大人离婚，伤害最大的始终都是孩子，单亲母亲或父亲要让孩子知道，虽然你们不能在一起了，但还是很爱孩子的，生活中即便少了母亲或父亲，孩子一样能够感受到来自父母的关爱。切忌不要把孩子当作出气和报复对方的工具，这样不但不利于孩子的身心健康，还会使孩子的人格遭到扭曲，成年后失去爱的能力。要做到这一点，需要父母双方的合作，承担抚养责任的一方要多与另外一方联系，而不参与抚养的一方也要经常前去看望孩子，使其感受到父母即便不在一起了，但他们的关系还很好，对自己的爱还是一如既往。

第三，给孩子独立的成长空间，保持各自的独立性。单亲家庭中的亲子关系既不能过分疏远，也不宜过分亲密，太疏远会使孩子缺乏安全感，而太亲密会让孩子产生过分依赖的负面效应，同样不利于孩子的身心健康发展。因此，单亲母亲或单亲父亲要注重培养孩子的独立性，给予关爱的同时不要凡事都代劳，适当地给孩子自己做选择和决定的机会，让他们能够在一个独立自由的环境中成长。

第四，教导孩子并引导他们勇敢寻找玩伴。单亲家庭的孩子往往在人际交往能力上存在缺陷，这与其自卑心理有关系，因此单亲母亲或单亲父亲要经常鼓励孩子多与同学交流，多参加社交活动，勇敢地和朋友谈心等，并为孩子与朋友之间的交往提供必要的条件。因为只有通过改善人际关系，才能更好地帮助内心有自卑感的孩子尽快走出自卑的阴影，性情开朗乐观起来。

第五，为孩子树立榜样。单亲家庭中的孩子很容易受到单亲母亲或单亲父亲的影响，因此，多给孩子树立正面的榜样非常重要。比如，单亲母亲和父亲自身要有正确的人生观和价值观，有一个良好的人际关系，孩子也会深受感染。

做到以上几点之后，单亲父母们还要注意避免走进以下误区：

首先是一味排斥另外一半。很多夫妻离异后都会对另外一半深怀怨恨，恨不得与对方再也不要相见了，甚至希望孩子也跟着自己恨对方。

但是，这种自私的行为会给孩子造成心理困扰，一方面孩子见不到自己的亲生父亲或母亲，内心思念却又不敢说出来，导致孩子内心压抑；另一方面，孩子在无数父母贬低对方的话语中产生怀疑，心中美好的父亲或母亲形象会受到损害。久而久之，孩子的性格就会向偏离正常轨道的方向发展。

其次是给孩子过多的情感暗示。比如说孩子可怜，缺少父爱或母爱之类的话，这表面上是在表达对孩子的怜惜，但事实上是在引导他们认为自己不正常，向孩子传递单亲家庭不正常、单亲家庭属于问题家庭的思想，是在将孩子在成长过程中出现的种种问题都归罪于家庭的不完整。孩子在不知不觉中就会出现心理阴影，即便孩子自己想要摆脱，也很难做到。

最后是给孩子过多的宠爱。父母给孩子关爱是很正常的，但爱的度要拿捏得当。有些家长对孩子非常溺爱，捧在手里怕摔了，含在嘴里怕化了，而在单亲家庭中，家长可能会因为离异而觉得亏欠孩子，因此，想通过给予孩子更多的关爱去弥补他们所缺失的那部分爱。于是，不管孩子有什么要求，精神上的也好，物质上的也罢，都会无条件给予满足。

单亲父母在这个过程中看似是在付出，实质上是非常自私的，因为他们只不过是想减少自己的罪恶感，却对孩子的人格发展异常视而不见，让孩子变成一个任性、自私、不懂得分享和考虑他人感受的人，甚至在成年后出现人格障碍。

因此，单亲父母们在教育孩子的时候一定要讲究方式，以坦诚的姿态与孩子沟通，给予他们鼓励，避免陷入误区，关注其饮食起居的同时，也不要忽视了他们的心理发展，为孩子的未来多考虑一些。

第七章

美丽人生——幸福要自己酿造

　　每个人都希望过幸福的生活。美丽的人生就像醇香的美酒，需要我们自己来酿造。打开心结，让我们为了明天而努力；释放潜能，让我们的人生有出彩的机会。内心强大可以创造财富；快乐人生也是可以练成的。

▶ 不完美也是一种美

完美其实是人类的一种错觉，世界上根本就不存在绝对完美的东西，一个人如果总是追求完美、追求极致，那他注定就是失败的。不管做什么，当我们用完美作为衡量的标准时，就注定会存在缺陷。

心理学家阿伦森曾经做过这样一个实验：在一场竞争尤为激烈的演讲会上，有四位演讲者，其中两位有很高的演讲水平，属于才华出众的一类；而另外两位则是相对平庸的演说家。

在演讲的过程中，一位才华出众的演讲者不小心将桌上的水杯打翻，水很快就流了一地，演讲台上原本很严肃的演讲者露出了窘迫的表情，随即向大家道歉；而另一位才华出众的人表现完美无缺，丝毫差错都没有出现，顺利做完了演讲；另外两位才能平庸的选手也出现了相似的现象，其中一个在演讲时打翻了桌子上的水杯，另一个平平淡淡地完成了演讲，没有出现错误。

等到演讲都结束后，实验者在听众中进行了一次"最受欢迎演说家"的评选。结果是：才华出众、在演讲时打翻了水杯的演说家留给大家的印象最深，被评为"最受欢迎演说家"；才华出众、未犯任何错误的演说家得票数位居第二；才华平庸者中，那个同样打翻了水杯的演说家得票数居于第三位，才华平庸、没有犯错的演说家排在最后。

根据实验的结果，阿伦森总结说，完美的人因为距离感，使人有种望尘莫及之感，因而很难接近。假如优秀的人能够表现出平凡人的一面，比如犯错误，很快就拉近了他与大众的心理距离，人们总是喜欢那些有些特殊才能而又容易亲近的人。

人们愿意结识那些优秀的人，但往往又会因为他们表现得太过完美而令人敬而远之。从另一个角度来说，那些具有优势的人往往会给人一种心理上的压力，但一个小小的错误，就可以很快降低或消除这种心理压力，拉近双方的心理距离。

如果一个人太过完美，那他的身边要么全部都是完美的人，要么就没有人，完美有时就是一种缺陷，而不完美恰恰就是另外一种美。因为缺陷和错误是每个人都不可避免的，更是人之常情，世界上没有绝对完美的人。

你是一个追求完美的人吗？回答之前，请先回答下面几个问题。

1.你是不是有"非黑即白"的倾向，很少会注意到黑与白之间的灰色地带？

2.你是不是常常因为现实没有达到自己的要求而难以完成某项任务？

3.当你在努力地做一件事或完成一项任务时，会不会总是担心自己不擅长并因此而影响你的积极性？

4.你是不是会过分纠结一些别人都很少在意的细节、规定或者是时间进度等问题呢？

5.你是不是喜欢将"能否按照你的方式行事"作为决定是否与对方合作的一个先决条件？

如果以上五个问题的答案都是"是的"，那你就属于完美主义者，不要急着否定，再细细回想，你的情绪是不是总是莫名其妙地低落或感觉自己做得不够好？其实，这并不是"莫名其妙"的，而是有原因的，即你的完美主义要求给自己定的标准太高了，完美主义不但是你用来要求自己的标准，也是你衡量身边人的标准。所以，你一定经常感到挫败和痛苦，而你身边的人也一定认为你太挑剔了。

茱莉亚·卡梅隆曾经在《艺术家之路》一书中写道："完美主义其实是导致你止步不前的障碍。它是一个怪圈——一个强迫你在所写、所画、所做的细节里不能自拔，丧失全局观念又使人精疲力竭的封闭式系统。"完美是一个人创造力、生产力和清醒头脑的最大敌人，人们在完美主义中步履维艰，有时会对自己产生怀疑，让身边的亲人、爱人、朋友感到困惑，也让追求完美的个人陷入情绪黑洞。所以，冲破完美主义的怪圈，在充满瑕疵的世界中寻找美好，人才会活得充实而充满惊喜。

要克服完美主义，不妨听听心理学家的建议，从以下心理技巧中找到最适合你的。

1. 运用"甜柠檬心理效应"暗示自己。有一只狐狸到处寻找吃的东西，好不容易找到一棵大大的葡萄树，却因为够不着而吃不上，几经周折却始终没找到想吃的可口的食物。后来，它发现了一个柠檬，狐狸知道，柠檬属于柑橘类水果，闻起来芳香扑鼻，吃起来却酸涩味苦。但饥饿难耐的狐狸不得不吃下这个柠檬来充饥，于是，他只好自己安慰自己说：这正是我所寻找的，是我想吃的！这种自己安慰自己说柠檬是甜的，正是自己想要的心理安慰现象，后来被心理学家称为"甜柠檬心理效应"。

完美主义者要善于用"甜柠檬心理效应"暗示自己，起到自我安慰的作用。

当完美主义者对目标有着过高的期待时，如果达不到这个标准，在要强的自尊心作用下，很难找到为自己开脱的理由。这时候"甜柠檬心理效应"会启示完美主义者回归现实，珍惜眼前的事物，得到的就是最好的，其他的目标都是理想化的东西。这种把以前的目标价值贬低的做法，虽然会不同程度地失去完成预期目标的动力，但对于维护心理健康来说，是很有作用的，可以帮助多数失意者实现情绪上的软着陆，减少情绪上的大幅波动。

2. 分析完美和不完美的利弊。现在准备一张纸或一个本子，一支笔，然后把你追求完美的好处和坏处写下来，在写的过程中，你也许就会发现坏处远比好处多得多。明白了这一点之后，再好好分析这里面的好处和坏处，不妨对其中的好处做一个验证。将自己在各种情况下的标准分为三个等级，即高标准、中标准、低标准，然后再试着将这些标准降低，观察自己的表现在降低标准之后会不会也跟着降低，结果将会令你吃惊——降低了标准之后，你的表现竟然比以往更好了。因为，你以往总是以为自己不行，认为失去那些标准之后自己就会失去方向，而事实上，完美主义的要求并不是成功的唯一基础。

3. 假设你已经放弃了追求完美。当一个人认为自己如果不去追求完美，就会变得不快乐，没有办法去享受生活时，这是强迫症的表现。要想祛除这种想法，最好是使用反完美主义法则，即假设你现在就是一个不追求完美的人。制订一个计划，包括很多日常琐事、生活中的娱乐项目、工作上的任务等，将你从这些事情中获得的满足程度用你自己的方式记录下来。首先估量一下自己完成以上活动的完美程度，用百分比记录下来；再衡量一下自己完成每项活动或任务之后的自我满意程度，同样用百分比记录下来；最后，把前后两次记录下来的百分比放在一起加以比较，进而找到"完美度"和"满意度"之间的关系，你会发现你先前在两者之间确立的关系被打破了。

紧接着，用你的不追求完美的心态去随性地做以上事情，看看自己在其中是不是会感到不快乐，你的满意程度会出现什么变化。

如果你还是不能下定决心，那就去寻找吧，看看是否真的有臻于完美的事物存在，完美主义是否完全符合实际。比如，近距离观察别人的衣服，你会发现很多褶皱，有不少灰尘落在上面，但是远远看上去，这件衣服很好看，你甚至觉得很完美，与穿着这件衣服的人很搭配。转移视线，再观察另外一个人，这是一个年轻漂亮的女性，她的身材很好，尤其是那头秀发被巧妙地盘在脑后，看上去简直完美无瑕，很有气质，你赞叹她居然有如此高超的盘发技巧。但是现在，把距离拉近点（在不冒犯对方的前提下），再仔细观察她的头发是怎么盘起来的，忽然你发现在她那柔顺的发丝里面居然有几块白色的小东西——头皮屑，一时之间，你的完美主义塌陷了。也就是说，当你仔细、细致地去看待一样事物时，完美是不存在的，任何完美的标准都会被否定。这种对完美的追求只会令你陷入失落，为什么不放弃呢？

4.战胜恐惧感。心理学家认为，完美主义者在追求完美的同时，内心一直伴随着恐惧的影子。这是很多完美主义者不愿承认，也很难意识到的。想一想你为什么会追求完美，是不是有种力量在驱使你万事必须精雕细琢，而如果放弃了完美主义，便会感到担忧和恐惧，似乎天要塌下来了。

完美主义者之所以有着十分苛刻的行为模式，恐惧起到了很大一部分推动作用。强迫型拖延者就是完美主义的追随者，会在一切人或事上追求尽善尽美，因此在很多细节上都会花费很多的时间，结果导致拖延。比如，你每天上班前都要花好长的时间在镜子前观察自己的发型，拿着梳子或剪刀这里修理一下，那里再整理一下，结果不是迟到了，就是要提前好几个小时起床，甚至不得已减少自己的工作量，直到最后再也工作不下去。

这种恐惧源自不自信，总是盯着自己的短处，生怕被发现。其实，人人都很忙，他们根本无暇顾及你，你的完美或不完美，也许别人只是一眼带过，而你自己却要为此付出巨大的代价，想想真的很不值得。

5. 学会重视过程。也就是说，当你对一件事情开始做出评判时，用来衡量的标准是过程而非结果。完美主义者对结果是很看重的，所以转变这一观念尤为重要。

6. 敢于示弱，学会犯错。阿伦森已经告诉我们，一个有能力的人偶尔犯点小错，在人前示弱，会拉近人际关系。所以，展示你的脆弱，犯点小错，会有出乎意料的收获，你绝对不会被嘲笑，相反还会得到尊重，收获好感。

7. 让更多的色彩走进你的视线。世界上的颜色绝对不止黑和白两种，非黑即白的观点是典型的完美主义，所以从现在开始，你不妨给你的每一段关系，你所从事的每一项任务，你的每一个目标，包括你的衡量标准等，都增添除了黑与白之外的颜色，即接受复杂和混乱，轻松愉悦地去面对一切问题，不要自我设限，彩虹为何如此美丽？因为它是七彩的。孩子的世界为什么都很单纯、很快乐？因为他们总是能够看到彩虹。

这个世界上有太多的规则，远远超出"非黑即白"的标准。比如一篇文章，你不可能要求里面的每句话都是经典，只要有一部分是精彩的，有经典的结论或观点，人们还是会喜欢的。所以，"非黑即白"的思维模式是荒谬的，你必须给自己增加更多的色彩。

8. 巧妙利用你的贪婪心。大多数的完美主义者都有好胜心理，总是希望在一切事情上自己都要成为佼佼者。所以，现在就充分利用这种好胜的贪婪心理，考虑一下，假如把标准降低一点，会不会更加成功呢？比如，你要写一篇专业研究论文，为了精益求精，一鸣惊人，你整整花了两年的时间，但是别人在这两年的时间里已经发表好几篇论文了，而且那些人与你的智力和能力水平都不相上下。你在这两年内只发表了一篇98分的论文，而别人发表的十篇80分的论文加起来已经有800分了，到底哪一个更成功？这样想，你就会甘愿降低标准，转变心态，提高了效率，也提升了满意度。

9.学会倾诉。完美主义者多半都比较要强，在人前都会装出一副强者的样子，但其实私底下他们也有情绪低落的时候，也有犯错误、出现失误的时候。因此，要想克服完美主义，就大胆地在外人面前倾诉吧，把你的自卑、失落都说出来，不要做任何掩盖，并向对方请教解决办法。如果你还是担心对方会因为你的这些缺点而排斥你的话，那你就永远都摆脱不了完美主义的折磨。事实上，你只要去试一试，便会发现情况与你想象的完全不一样，对方非但不会排斥你，反而会更加愿意亲近你。

▶ 打破心结向前冲

如果人类目前正在面临一种疾病的威胁，相关专家预测这场疾病将会致使 600 余人死亡，目前有一种可行性方案，但他们采用了两种不同的文字描述方式。

第一种描述方式：这里有两种实施方案，A 方案可以挽救 200 人；B 方案有三分之一的可能挽救 600 人，三分之二的可能性是一个人都救不了。

第二种描述方式：这里有两种实施方案，C 方案会导致 400 人死亡；D 方案有三分之一的可能无一人死亡，三分之二的可能性导致 600 人无一人生还。

实际上，这两种情况是完全一样的，但是阅读了第一种描述方案的人选择的是 A 方案，阅读了第二种描述方式的人选择的是 D 方案。如果是你，你将会做何选择？

让我们来分析一下，挽救 200 人就相当于 400 人死亡；三分之一的可能性救活 600 人，和三分之一的可能性无一人死亡是一样的，而面对两种不同的描述方式，却出现了两种不同的选择。这两种表述方式改变的也仅仅是参照点，人们不愿冒险，于是选择 A；在死亡和冒险面前，则更倾向于冒险，因为死亡是彻底的失去，于是选择 D。

美国芝加哥大学经济学家塞勒曾经提出过一个问题：其一，假如现在你患上一种病，有一万分之一的可能性会猝死，而眼下有一种药，服用了以后，死亡率就会降到零，请问你愿意花多少钱来购买这样的药？其二，如果你的身体是健康的，现在有一家医药公司想找你来参加测试其新研制的一种药物，服用之后有一万分之一的可能性导致猝死，请问你又会要求医院用多少钱来补偿？

在这项实验中，很多人说愿意花几百块钱来买药，可是即使那家医院愿意出资万元，也没有人愿意参加新药的测试实验。心理学家分析，这其实就是一种损失规避心理在起作用。因为患病后治愈，相对于基本健康的身体而言，是一种较为不敏感的获得，而对健康身体的负面刺激，尤其是增加死亡的概率，则是人们难以接受的巨大损失。可见，对损失所要求的补偿是远远高于为治病所愿意付出的代价的。

由此，塞勒提出了"心理账户"一说。举个简单的例子来说，面对同样的 100 块钱，工作挣来的和买彩票得来的或路上捡的，即使是在同样的心理情境下产生的刺激效果也是不一样的：辛苦挣来的就不太舍得花，意外得来的就会很快被花掉。也就是说，同一数额的钱财在同一个消费者的心理上产生的刺激是不同的，我们需要给源自不同途径的钱财建立一套不同的心理账户体系。

说到这里，我们大多数人不难发现：很多人在损失或尚未得到时，总是会不甘心，愿意冒险一试；在收获的时候或者得到的瞬间，却总是小心翼翼，变得异常谨慎，不愿意冒半点风险。究其原因，其实是因为收获或得到时的快乐感已远远低于损失或求而不得时的痛苦了。

这不禁令我们联想到心理学中的另外一个心理效应——约拿情结。

约拿情结是我们每个人都存在的一种心理现象，这个概念来自《圣经》中的一则小故事。

《圣经·旧约》中有一个人叫约拿，是亚米太的儿子，也是一名虔诚的基督徒。一天，耶和华神给他下达了一个神圣的使命：以神的旨意宣布赦免一座罪恶之城，这座城叫尼尼微城。但面对这梦寐以求的使命，约拿开始害怕了，并最终选择乘船逃走。后来，耶和华神前去寻找他，惩戒了他，还让一条大鱼生吞了他，反复唤醒和犹豫不决之后，约拿终于悔改，答应去完成自己的使命。

事实上，耶和华神的使命一直是约拿求之不得的，而当使命真的降临在自己的身上时，约拿竟胆怯和谨慎起来。心理学家分析，这种类似的心理现象普遍存在于人类生活中的方方面面，并将其引申为面对渴望已久的东西时所产生的畏惧和矛盾心理。

1966 年，美国心理学家马斯洛进行了深入研究，发现人类普遍存在这种心理：在面对自己时，很容易出现逃避成长、执迷不悟、拒绝承担伟大使命等心理及行为表现；而在面对他人时，如果对方比自己优秀，嫉妒多于羡慕，别人比自己差，会打心底里感到得意和快活。心理学家马斯洛便借用《圣经》中的约拿的名字称之为"约拿情结"，认为约拿在荣誉面前恐惧是因为担心自己做不好，刻意回避即将到来的成功，所以"约拿情结"又可以用来指那些渴望成长，却又因为某些内在阻碍而惧怕成长的人的一种心理现象。

每个人都渴望成长，提高自我，并在日常生活中和工作中实现自我价值，为梦想发挥最大潜能之后，充分享受收获的满足感和成就感。但实际上，很多人还是无法完成实现自我价值的梦想，并且始终不能充分表现并面对自己。而"约拿情结"正是阻碍我们实现自我的障碍之一，它往往导致我们没有勇气去做本来可以做得很好的事情，甚至去逃避，不愿去挖掘潜能，这主要表现在缺乏自信心与上进心等方面。

有心理学家分析说：人们常常会出现一种叫作"健康无意识"的心理机制，也就是说人们不但会压制那些可怕的、危险的、可憎的冲动，往往也会压制一些美好的、崇高的冲动。

其实人们的本性追求成长，渴望自我的实现，想要满足这种冲动，在这种冲动的作用下，我们大胆地追求自我，为目标和理想而奋斗，希望把最优秀、最完美的一面表现出来，得到大家的认可。但遗憾的是，事实告诉我们，表现自我并不一定受欢迎，还是把真实的自己伪装起来比较好。

于是，我们渐渐地像变色龙一样穿上了变色外衣，为迎合大众隐藏起自己的个性，为防止冒犯了别人而过分压制自己。我们往往在自以为很成熟的日子里回想，莫名其妙地觉得当初的自己怎么那样天真可笑，那么轻易地相信一个人……现在，绝对不会了。其实不是你成熟了，而是你的"约拿情结"在岁月的打磨中越发严重了。

都说人要学会适应环境，如果改变不了环境那就改变自己。为了求得认可，人们不惜拔掉自己身上本有的刺。但实际情况是，即便你拔掉了身上所有的刺，也不一定会得到认可、获得成功。那些真正成功的人之所以成功，就在于他们在内在的本性和外在的环境发生冲突时，不会选择和强大的、无处不在的社会妥协，不会温顺谦恭，表示服从，更加不会放弃自己，而是以自己的方式去解决冲突，并始终坚持自己的理想和信念，如此，才会取得不同于常人的不凡成功。

人类从出生到老去，成长是一个必经的过程，也是人的本性，只是每个人的成长方式不同，最终生成的状态也不一样。如果想健康、快乐地生活，并发挥自身潜能、实现自我价值，那就冲破心理阻碍吧！让生命像花苞一样，在一种不受任何限制和束缚的条件下绽放。

▶ 角度决定世界的面目

你的视网膜决定着你看到的世界

被誉为美国"钢铁大王"的安德鲁·卡内基很早之前就提出过一个观点，他认为，每个人的特质中都会有 80% 的长处，剩下的 20% 基本上都是短处。当一个人很清楚地知道自己的缺点是什么，却不去挖掘优点的时候，那他就很容易在身边的人身上发现和自己一样的缺点，而丝毫不能发现一丁点优点，这就使得他的人际关系变得紧张。在生活中也是如此，这类人很难发现美好，看见的也总是黑暗的东西。

而另一位成功大师，也就是美国现代成人教育之父，被誉为 20 世纪最伟大的心灵导师和成功学大师的戴尔·卡耐基，就一直在强调，一个人要有好的心理状态，赢得别人的欢迎，培养欣赏自己的优点的能力是必不可少的，因为那些总是说别人很没礼貌、很凶的人，实际上自己也好不到哪里去。

这两位大师之所以都一致如此认为，就是因为这是人类普遍存在的一种心理现象，即当一个人自己拥有了一样东西或某种特征的时候，就会不知不觉间在平时比正常人要更加留心别人是否也同样具备这项特征。换句话说，一个人用什么样的眼光去看待这个世界，那他就会看到什么样的风景，心理学家称之为"视网膜效应"。

日常生活中，"视网膜效应"无处不在，如果你是一名教师，你会在大街上看见很多言行举止很不符合要求的学生；如果你是一名房产销售人员，你会在大街小巷注意随处可见的某个售房广告的宣传；如果你是一位记者，你就会更加在意人群中那些最有可能成为爆料热点的事件；如果你爱吃蛋糕，那么大街上的蛋糕房你一家都不会错过；如果你今天穿了一件蓝色的外套，那么你也会发现路上穿蓝色外衣的人空前地多……

同样的道理，假如你是一个懂得欣赏自己的人，那么你也会发现你的周围其实有很多人都是值得你去欣赏的；如果你性情温顺，懂得享受生活，那么你也会发现很多性格好的同道之人，你们都一样觉得生活美好；假如你是一个脾气暴躁的人，那么你就会说你找不到一个有耐心的人……

"视网膜效应"启示我们，你希望世界是什么样子，那就用什么样的眼光去审视这个世界。

为什么开朗大方的人永远比内向善感的人更快地融入群体和社会，这就是"视网膜效应"的影响力——只因关注点不一样，所以看见的世界就不一样。假如我们带着自我意识去看待一切时，其实看到的就是我们自己。所以，如果我们希望看到美好，看到健康，那就先做美好的自己，做健康的自己，这样才会看到最真实、最美好的风景。

你的行动力影响着你的心理状况

一个人的行动力会对他造成多大的影响呢？如果你愿意把你的想法、计划、心事等写在一张纸上，然后你会发现一个很奇异的现象——你对待那些想法、计划、心事等的态度和感受会因为这张纸而发生转变。

俄亥俄州立大学心理学系教授理查德·佩蒂认为，当人们把想法写下来并好好保存，之后对该想法的执行力会明显受到这张纸的影响。如果你把这张纸丢掉了，之后你对这个想法的态度也将发生转变。因此，心理学家建议，当我们有了不愉快的想法或情绪时，不妨将它们写下来，然后把那张纸揉碎或丢掉，这将会大大减轻我们的心理负担。

有研究者针对该观点设计了一组实验。在第一个实验中，研究者们找来了93位高中生，让他们参与一个有关"身材形象"的实验，每一个学生都需要在三分钟内把他们对自己的身材的评价写下来，好的评价或不好的都可以。三分钟之后，研究者要求学生们把他们写在纸上的内容回顾一下，然后要求其中一半的学生把纸条扔进教室外面的垃圾箱内，剩下的另外一半学生则主要检查内容中是否出现语法错误。

接下来，研究者发给每人一份评测表，对自己的身材的满意度做一次自我评估，比如自我感觉比较好的是什么，不好的又是什么；哪些比较吸引人，哪些不吸引人；等等。结果发现，那些被要求只检查拼写语法的学生们受到之前写下来的内容的影响，在做评测表时，写在纸条上的负面评价，在评测表中以相同的结果再次呈现出来。而被要求丢掉纸条的学生在做评测表时，均没有受到纸条上的内容的影响。

在第二个实验中，研究者把人数增加到了284人，实验的类型与上次类似，但评价的对象是地中海型饮食。这是一种被大多数人认可的饮食方式，以强调大量摄取蔬果、坚果、糙米麦食物、橄榄油为主的一种健康饮食概念。研究者要求学生们把自己对地中海型饮食的评价写在一张纸条上，然后把大家分为三组。第一组学生把纸条扔掉，第二组学生要把纸条放在他们的书桌上，而第三组学生则要把纸条放在各自的钱夹或上衣口袋中。随后，他们被要求填写一份表单——对地中海型饮食的评价以及是否会采用该饮食方式。

实验的结果是，把纸条放在书桌上所产生的影响力要比扔掉纸条的影响力更大，而把纸条放在皮夹或口袋中所产生的影响力要远远高于放在书桌上的。也就是说，把纸条放在身上的学生，如果他们一开始就对地中海型饮食有比较正面的评价的话，那他们都会比较乐意接受和尝试地中海型饮食方式；假如一开始就带有负面评价的话，就不会接受这种饮食方式。

由此可见，把写有你的想法或评价的纸放在随身携带的钱夹或口袋中时，会增强想法或评价的力量，而且那张纸上的想法或评价也会变得更加关键和重要。

研究者随后在第三个实验中邀请了78位大学生，并要求他们用电脑上的文字编辑软件将自己的想法用打字的形式表达并记录下来。写完之后，研究者要求其中一部分学生将保存好的文件拖进电脑的回收站中，而另外一部分学生要把写好的文档保存在电脑的储存文件夹中，剩余的部分学生只要想象着自己已经把文档丢进了回收站或还留在电脑桌面上。

这次实验的结果是，对自己持有消极看法的学生，当他们把文档拖进回收站中之后，这些负面评价的影响力也随之大大减弱了，而把文档保存在电脑的储存文件夹中的做法却大大强化了这种负面评价，所产生的影响力要比前者大很多。但是，还有一组大学生只是运用想象力丢弃文档或保留在电脑桌面上，事实证明，这种想象力的运用不会带来任何影响力。

这一系列实验证明，当某个想法或计划被写在纸条上时，随身携带会起到强化的作用，而彻底丢弃会起到削弱的作用，全凭借想象力去强化或削弱基本上没有什么用。也就是说，当一个人对某个想法已经消失深信不疑时，那它就会真的消失，越是相信效果就越明显；但假如只是凭借想象力，就没有任何效果，即只有运用了真正的行动力时，那张纸条才会发挥出十分明显的威力。

因此，如果你有不开心的事情，想要减轻心理负担，不妨将它们写下来，然后将这张纸或这份文档丢进垃圾箱或拖进回收站中，虽然那些不好的情绪并不见得完全消失了，但其象征意义已经完全不同了，至少我们可以暂时不用去理会它们了。

总之，当你做了最好的自己，你就能够用这份美好去审视这个世界，看到别样的风景；当你发现自己被一些不愉悦的情绪困扰时，你大可运用你强大的行动力，将它们统统赶出去。世界上最伟大的救世主其实就是我们自己，我们完全有能力决定开心还是悲伤，轻松或是负重，因为我们本身就是非常不错的心理医生。

▶ "乐观"是可以练成的

心态的积极或消极在很多人眼中似乎是天生的，并非后天养成的心理特征，所以就有人说他天生就是乐天派，或他天生就是个悲观主义者。事实上，不管是乐观还是悲观，全在于一个人的选择。比如清晨起床，掀开窗帘看到新一天的太阳已经升起，大地铺满阳光，此时你是快乐地送给自己一个微笑，以积极的心态迎接新的一天，还是焦躁不安地担心着即将到来的一天，陷入无边的不安之中，这就完全取决于你自己的选择。所以，积极、乐观的心态并非全部都是天生的，消极、悲观的心态更不是与生俱来的。

心理学家研究发现，乐观的性情是可以通过一些心理技巧在后天训练而成的。这就需要那些心态悲观的人在平日里进行有意识的训练，主要从以下几个方面重点练习：

第一，要学会用微笑或者是积极的暗示来鼓励自己。就像清早起床后，你对着窗外的阳光深呼一口气，然后看着镜子中的自己说："美好的一天开始了！"当你带着积极、乐观的心情迎接新的一天时，这一天就不会很糟糕。因为心理学研究发现，如果一个人总是想着一些不好的事情，那它们就极有可能变成现实，这就是心理学中的"墨菲定律"。

反之，如果你选择经常微笑，让那些不好的念头和情绪一闪而过，不让它们来折磨自己，久而久之，一切都会变得好起来。所以，积极的心理暗示会带给人们巨大的正能量。

第二，身处逆境中要善于发现潜藏的机遇。很多悲观的人一旦遭受挫折，就会万念俱灰，甚至一蹶不振，但乐观的人不一样。好比同样是面对着半杯水，悲观的人会说："只剩下半杯了，怎么办？"而乐观的人会说："还有半杯水呢，还是有希望的。"可见，悲观与乐观的区别主要是在看待事物的态度上，乐观的人不是没有发现困境中的问题，只是他们永远都会给自己一个充满希望的暗示，保持积极向上的心态和斗志，相信自己有能力去应对各种挑战。譬如同时身陷困境的两个人，在能力相当的情况下，乐观的人要比悲观的人更加容易摆脱困境，这主要还是因为乐观者依然能够正常发挥能力，而悲观者就不一定了。

第三，多结交性情开朗的朋友。不善言谈的人如果一直处在一群喜欢嬉笑打闹的朋友圈中，也会在不知不觉中受到感染；如果一直与悲观的人打交道，势必会加重悲观、消极的心态，很难变得健谈和爱笑。因此，多结交一些乐观开朗的朋友其实也是你改变自己的一个重要方法。你要学习他们身上的闪光点，他们为人处世的积极态度。

第四，多投放点精力在你可掌控的事上。消极总是会令人变得优柔寡断，把过多的担忧放在还未发生的事情上面，并且对眼前该做的事情置之不理，这是在浪费时间，也是在自寻烦恼。所以，从现在开始就做出改变，把精力多投放在你可掌控的事情上，接受不可改变的现实，停止把自己想象成一个受害者的形象，将那些所谓的遭遇统统抛开，多想一些美好的事物，决定权始终在你自己的手上。

第五，多回味欢乐时光。悲观者往往很容易忽略生活中的欢乐，而对痛苦的感受总是特别敏感和记忆深刻，因此而错过了很多美好时光，但乐观的人却完全相反。所以，你应该多留意身边的美好，多关注发生在生活中的幸福之事，停下匆忙的脚步去回忆和品味过去的时光，从中捕捉欢乐的点滴，然后心存感恩。如果你这样做了，心态会很快得以纠正，变得积极、开朗起来，那些消极情绪就自动离开了。

第六，学会接受人生中的变化无常。都说世事无常，这是自然规律，是不可改变的事实，如果你不能接受生命的变化，就无法保持一颗乐观的心。因为悲观主义者习惯于将消极的事情看作是永远不变的、个人的、普遍的因素，所以他们生活得不快乐；乐观主义者是把消极的事情看成是非恒久不变的、非个人的、非普遍的因素，所以他们活得快乐。其中，恒久是指伴随一个人一生的事物，而个人是指和一个人紧密相连的事物，普遍则是指人生中的其他影响因素。接受变化，也接受当下的境况不会一直不变的规律，心情便会晴朗起来。

第七，要用爱去对待生活。我们每个人都需要爱，友情之爱、爱情之爱、亲情之爱，还包括宽容之爱、谅解之爱等，但是爱又是相互的，所以，你想得到爱，就必须要学会付出爱。爱是一种强大的力量，没有人会拒绝善意之爱，并且大家也都愿意用爱去回报那些曾给予自己爱的人，这个过程会令一个人变得善良和积极。一个人在给予他人爱的同时，自己也会变得乐观，也会收获一种珍贵的正能量，不管是在亲友之间，还是在爱人之间，爱都是能够抵御消极情绪的强大武器。

第八，客观看待人生的种种起伏变化。悲观者和乐观者其实在人生挫折方面，并不存在绝对的区别，乐观者也会遇到很多不顺心的事，经历很多人生转变，但唯一不变的是，他们始终保持一颗积极向上的心。这是十分客观的现实，只不过悲观者可能会在处理挫折的方法和态度上与乐观者存在差异，乐观者能够很快从困境中走出来，而悲观者也许要花费更多的时间和精力。因此，当你认识到这一点之后，就不妨在困境中做好迎接最坏的结果的准备，但同时也不要忘了期待最好的结果，这样一来，你才能既保持冷静，也能够做到以积极的心态应对挫折。

第九，活在当下，不要庸人自扰。如果一个人总是活在过去的阴影中，或者总是将希望放在未来，那就永远都不会快乐，因为过去的已经回不来，未来的都是虚无的未知数，我们唯一可以把握的就是现在，只有活在当下的人才能创造出真正属于自己的未来。悲观主义者多半都是或者将自己放在过去无法自拔，或者寄希望于虚无缥缈的将来，对眼前的一切充耳不闻，视而不见，也就不能感悟人生，体验欢乐了。所以，乐观起来的一个重要法宝就是活在当下，不做庸人自扰的回忆者和畅想者，只需做好眼前之事。